新编医学影像学诊断应用

李真真 等 主编

江西科学技术出版社

江西·南昌

图书在版编目（CIP）数据

新编医学影像学诊断应用 / 李真真等主编 . -- 南昌：
江西科学技术出版社 , 2020.9（2024.1 重印）
ISBN 978-7-5390-7516-7

Ⅰ . ①新… Ⅱ . ①李… Ⅲ . ①影像诊断 Ⅳ .
① R445

中国版本图书馆 CIP 数据核字 (2020) 第 176615 号

选题序号：ZK2019465

责任编辑：王凯勋

新编医学影像学诊断应用

XINBIAN YIXUE YINGXIANGXUE ZHENDUAN YINGYONG

李真真 等 主编

出版发行	江西科学技术出版社	
社　　址	南昌市蓼洲街 2 号附 1 号	
	邮编：330009　　电话：（0791）86623491　　86639342（传真）	
经　　销	全国新华书店	
印　　刷	三河市华东印刷有限公司	
开　　本	880mm×1230mm　　1/16	
字　　数	28.12 千字	
印　　张	8.88	
版　　次	2020 年 9 月第 1 版　　2024年1月第1版第2次印刷	
书　　号	ISBN 978-7-5390-7516-7	
定　　价	80.00 元	

赣版权登字：-03-2020-310

编 委 会

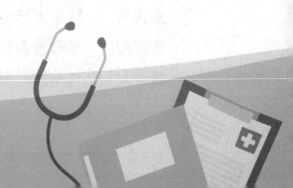

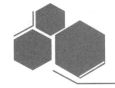

前　言

　　在现代医学发展中，医学影像是临床医学中发展最快的学科之一，它的发展速度快，更新周期短，新技术发展快。它的显著特点是从疾病的形态学诊断发展到疾病的功能诊断，从大体形态诊断发展到分子水平诊断，以及定性和定量的诊断，从诊断的临床辅助科室发展到临床治疗的介入科室。以致在医学影像学的基础上形成了医学影像诊断学、医学影像治疗学和医学影像技术学等亚学科。随着医学影像学的理论近年来已日臻成熟，其内容和涉及面也越来越宽广。故而，我们特组织一批具有临床丰富经验的专家，参考大量文献，编写了此书。

　　本书包括医学影像学发展、影像学基础、超声成像的医学基础、X线成像、CT诊断、磁共振成像、介入放射学等内容，又分为呼吸、消化、泌尿、乳腺等章节，对影像诊断学各系统的主要内容和难点进行了详细、系统地阐述。为适应现在临床工作者的需求，本书立足基础知识，力求简明而又实用，并注重新的进展、新的技术难点问题。

　　全书除了介绍各种疾病的影像诊断以外，书中还附图并详细注解，并有指示标符，通过参阅附图及注解可以对影像的特点加深理解。本书内容丰富，重点突出，且上下有一定的衔接，既方便读者对工作中遇到的问题进行查询，又有利于其对影像诊断学进行系统强化学习。可供与影像相关的人员参考使用。

　　由于知识所限，编写中的缺点错误和遗漏之处在所难免，希望同道批评指正。

编　者

2020 年 9 月

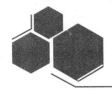

目 录

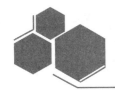

第一章　绪论

医学影像学是利用疾病影像表现的特点在临床医学上进行诊断的一门临床科学。医学影像学技术包括 X 线、计算机断层成像（CT）、超声成像、磁共振成像（MRI）和核素显像等。在近代高速发展的电子计算机技术推动下，医学影像学从简单地显示组织、器官的大体形态图像发展到显示解剖断面图像、三维立体图像、实时动态图像等，且不仅能显示解剖图像，还可反映代谢功能状态，使形态影像和功能影像更为有机地融合在一起。介入放射学则更进一步把医学影像学推进到了"影像和病理结合""诊断和治疗结合"的新阶段。医学影像学中不同的影像技术各具特点，互相补充、印证，具有精确、方便、快速、信息量大等特点，在临床诊断与治疗中发挥着巨大的作用。

从 1895 年德国物理学家伦琴发现 X 线至今已有 110 余年的历史，X 线透视和摄片为人类的健康做出了巨大的贡献。而今天影像医学作为一门崭新的学科，近 30 年来以技术的快速发展和作用的日益扩大而受到普遍的重视。在我国县级以上城市的大医院中，影像学科已成为医院的重要科室，在医院的医疗业务、设备投资、科研产出等方面具有举足轻重的地位。临床医学影像学的研究范围包括 X 线诊断、CT 诊断，MRI 诊断、DSA 诊断、超声切面成像、核素成像及介入放射学等，担负着诊断和治疗两方面的重任，已成为名副其实的临床综合学科。

影像医学的发展历程可以归纳为以下 6 个方面。第一，从单纯利用 X 射线成像向无 X 射线辐射的 MRI 和超声的多元化发展；第二，从平面投影发展到分层立体显示，如 CT、MRI 及超声切面成像均为断层图像，可以克服影像重叠的缺点；第三，从单纯形态学显示向形态、功能和代谢等综合诊断发展；第四，从胶片影像向计算机图像综合处理发展，以数字化存储传输和显像器显示代替胶片的载体功能；第五，从单纯诊断向诊断和治疗共存的综合学科发展，介入治疗正日益受到重视；第六，从大体诊断向分子水平诊断、治疗方向发展，即从宏观诊断向微观诊断和治疗方向发展，如组织器官功能成像和分子影像介入治疗等。影像医学的快速发展，既为本学科专业人员提供了良好的发展机遇，同时也提出了更高的要求。目前，影像学已逐渐分化形成神经影像学、胸部影像学、腹部影像学等二级分支学科，有利于影像科医师在充分掌握影像医学各种手段和方法后从事更加深入的医疗专业服务和科研发展。我国医学影像学发展虽起步较晚，但近 20 年的改革开放正赶上影像医学大发展时期，国家从提高人民健康水平的大局出发，加大了从国外引进的先进仪器设备的投入。我国现已拥有数十万台 CT 机、数万台 MRI 机和数以百万计的超声设备，影像医学专业人员队伍不断扩大、水平不断提高，影像医学正进入一个大发展的新阶段。

影像医学的发展有其技术进步的基础和临床医疗的需求两方面的因素。首先，电子计算机技术的快速发展，使影像资料数字化，缩短了获取高质量图像的时间，并大大提高了影像的后处理能力，如图像的存储、传输、重建等。当前很多医院已实现了影像资料的计算机综合联网（PACS）。其次，特殊材料和技术的发展使 CT、MRI 和 DSA 等高精尖设备能大批量生产以供临床使用。但归根到底是临床对影像诊断需求的提高起了主导作用。影像诊断各种方法均具有无创伤的特点，且图像直观清楚，适应证广泛，使临床绝大多数患者均可通过影像诊断的方法做出定性、定位、定期和定量的细致评价，从而指导具体治疗方案的确定。因此，影像诊断方法的合理应用，可以大大提高综合医疗水平，从而指导临床制定正确的治疗方案。

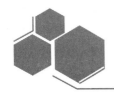

第二章 影像学基础

第一节 临床中影像医学的作用

目前，影像医学在临床上的地位不断提高，原因有二：一是就诊患者数量的上升。如车辆的增多导致交通事故逐渐增加，建筑施工中的外伤也有增多的趋势，滥用抗生素导致感染难以控制，而生活水平提高后的急性心、脑血管疾病的发病率也在逐步上升，因此，导致各级医院的门诊人数比例不断上升。二是就诊患者经快速有效处理后常可取得较好的疗效，为挽救生命、恢复劳动力和提高生活质量发挥重要的作用。因此，目前许多综合性大医院都对影像诊断极其重视。面对生命垂危的患者，所有诊断抢救措施都要体现快速准确的精神，而影像诊断方法具有快捷有效的特点，因此，在临床疾病的诊断中具有重要的作用。

损伤是最常见的临床病症之一，X 线摄片诊断骨关节损伤已有 110 余年的历史，目前仍是一种不可缺少的重要手段。CT 检查对复杂部位的骨折或不完全性骨折的诊断具有决定性的作用，而骨关节的软骨或半月板损伤、韧带或肌腱撕裂及软组织挫伤或血肿等应用 MRI 技术可获得良好的效果。内脏的损伤可根据脏器不同选择适当的影像学方法，以显示病变的解剖位置、形态、范围和程度。

感染性疾病在临床中占有较大的比例，大多数患者根据临床表现、体征及常规化验检查即可明确诊断。影像学检查一般不能否定临床诊断，在诊断明确后就应开始积极治疗，避免因等待检查而耽误治疗最佳时机。但是，影像学检查在明确病变程度、范围及与其他病变的鉴别诊断中具有重要作用，有些特殊感染在影像学上具有特征性的表现，甚至可做出病原诊断。目前，超声、CT 及 MRI 的广泛应用，使感染性疾病的诊断从定性走向更精确的定位和定量诊断。

随着我国人口老龄化及生活水平提高，心、脑血管性病变发病率逐渐上升，常突然发生，且死亡率较高，早期诊断、及时治疗常可挽救生命。在影像学方法中，CT、MRI 及血管造影的诊断价值较高，常常是确诊的方法，不但可以定性，而且可以定量和定位诊断。目前逐渐普及的介入治疗具有高效、快捷的优点，正逐渐受到临床的高度重视。

其他类疾病如肿瘤、先天性疾病，随着各种诊断水平及影像技术的提高，发现率也逐渐上升。影像学诊断目的是明确病变位置、大小、形态、范围及与周围组织的关系，有无钙化、液化、囊变，病变性质，以及病变的鉴别诊断。手术后复查，可以观察病变是否复发。超声、CT 及 MRI 的广泛应用，使肿瘤及先天性疾病的诊断更准确，为手术或保守治疗提供了诊断依据。

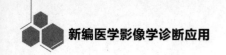

第二节　正确运用影像诊断方法

影像医学是医学领域中发展最迅速的学科之一，检查方法众多，各种检查方法本身也在不断改进和发展，且各种检查方法都有自身的特点，对每种具体疾病的诊断敏感性、特异性各不相同。如何正确选择影像诊断技术，既做到尽可能早期诊断而不耽误患者的宝贵时间，又要考虑尽量降低人力、物力的消耗，减轻患者的损伤和痛苦。因此，需要临床各科医生和影像科医生详细了解影像医学各种方法并有效配合协商，才能制订出疾病的最佳治疗方案。具体应注意以下几个方面：

1. 充分考虑就诊患者的病情，以抢救患者为第一需要。所有检查必须在生命体征稳定后才能进行，还要避免等待检查或过分强调检查质量而耽误宝贵的抢救时间。如患者为小儿或颅脑外伤后烦躁不合作者，则不宜作 MRI 等复杂检查。某些检查可导致急症患者病情加重，如空腔脏器急性炎症或出血时应避免造影检查或穿刺操作，颅底或脊柱骨折时应避免多体位摄片。

2. 选择对某一疾病具有很高诊断敏感性和特异性的方法。如颅脑外伤患者可先做 CT，需要时再拍平片；胆囊炎、胆石症患者宜首选超声检查，或者选择螺旋 CT 检查，因为螺旋 CT 快捷准确，不受呼吸运动影响，图像连续性好，对胆囊小结石的显示率高；急性心肌梗死时做冠状动脉血管造影，既可快速有效诊断，同时又可进行必要的介入治疗。所以临床医生必须熟悉各种影像检查的特点，少走弯路就是给患者多一点治愈的机会。

3. 合理评估各种检查结果的实际价值。每一种检查方法都有其诊断疾病的特殊之处，也就是对某些疾病的特异性和敏感性特别高，而对另一些疾病的诊断价值有限，甚至没有帮助。临床医生要对某一患者的各种检查结果要进行合理的评价和分析。如 CT 是较高级和精密的诊断方法，对肝癌或其他占位的诊断价值很高；但对肝炎患者来说，其检查结果正常并不代表肝脏一切正常。

4. 各种检查方法的合理应用尚需考虑其损伤性、简便实用性和快速有效性。一般应选择节省时间、方便、经济、无射线及无痛苦或损伤的检查方法，以最快捷、最经济、最简单的方法解决问题。

因此，影像医学的发展虽为就诊患者提供了早期、及时、准确诊断的可能性，但同时也向影像科及临床各科医生提出了合理应用的要求。知识更新迫在眉睫，只有充分掌握影像医学知识才能发挥其最大效益，也是每一位医生肩负的职业责任。

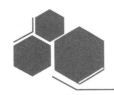

第三章 超声成像的医学基础

第一节 人体组织的组成成分与结构特征

一、人体组织的主要组成成分

1. 水

人体总含水量占体重的 60% ~ 70%，细胞内液占 40% ~ 45%，细胞外液占 20% ~ 25%。水占细胞成分的 80%，各种组织的含水量有较大差别，血液含水达 90% 以上，骨骼肌、脑等含水量约 70%，骨组织含水约 20%。含水量与年龄有关，胚胎及婴幼儿组织中含水量较高，随着年龄的增长细胞含水量逐渐减少。含水量高的组织，声速低，声阻抗小，声吸收低，衰减系数小。

2. 蛋白质

蛋白质是人体组织的重要组成成分，存在于细胞内外，细胞核、细胞质、酶都含有蛋白质；蛋白质是构成细胞原生质的最重要成分，分为两大类，一类为单纯蛋白质如清蛋白、球蛋白、鱼精蛋白等，另一类为结合蛋白如糖蛋白、核蛋白、脂蛋白等，几乎参与细胞的一切活动。超声在组织中传播，声速与蛋白含量成正比。活体组织蛋白质的黏滞性大，超声在其中传播时，声速快，声阻抗大，能量被吸收多，衰减高。

3. 纤维组织

（1）胶原纤维：主要含胶原蛋白，约占人体总蛋白的 30%，胶原纤维成束排列，存在于腱、骨及软骨、皮肤、结缔组织中。组织损伤时，胶原纤维增生，修复，形成瘢痕。

（2）弹性纤维：主要成分为弹性蛋白，弹性很强，直径 0.2 ~ 1.0μm，受损后难以再生。存在于大动脉及中动脉壁的弹性层中，项韧带中弹性纤维多粗大，排列整齐。

4. 脂肪

脂肪约占体重的 10%，脂肪组织含水量为 10% ~ 35%，低于其他软组织，但声速比其他软组织低，因为脂肪中含有较多声速低的类脂化合物。

5. 软骨

软骨由细胞、软骨基质及其周围的软骨膜构成。

（1）透明软骨：有较强的抗压性，构成肋软骨、关节软骨纤维成分主要为交织排列的胶原纤维。

（2）纤维软骨：分布于椎间盘、关节盘及耻骨联合等处，结构特点是大量平行的和交织的胶原纤维束，软骨细胞较少。

（3）弹性软骨：分布在耳郭、咽喉等部位，结构特点是大量交织分布的弹性纤维，有较强弹性。软骨含蛋白较高，声速快、声阻抗大、声衰减大，超声诊断时通常加大增益后可以穿透。

6. 骨

骨由骨质、骨膜与骨髓组成，是体内坚硬的结缔组织。骨质的结构为排列规则的多层板状，称骨板，为密质骨；在骨板的深部有数层骨小梁，交错成蜂窝状结构，为松质骨。骨组织是全身钙、磷的贮存库，钙99%沉积在骨内。

二、人体组织的结构特征

人体组织的结构，由细胞→细胞群→组织→器官。成人约有1×10^{15}个细胞，每个细胞有细胞膜，细胞群有纤维组织包膜，大量细胞群构成组织。人体组织可归纳为4大类，即上皮组织、结缔组织、肌组织、神经组织。四大基本组织以不同数量、种类和形式组合成器官，各具其解剖结构特征。以肌组织为例，肌细胞外有肌内膜包裹，肌细胞之间有少量结缔组织、血管、神经、淋巴管，肌细胞群外分别有肌膜及肌束膜、肌外膜等分隔（见图3-1）；正常各实质性脏器表面均有致密的含有大量结缔组织的被膜，并伸入实质，将脏器分隔成结构基本相同的许多小单元。肝脏，肝细胞直径15～30μm，占肝内细胞的80%，肝细胞群组成肝小叶，为肝的基本结构，每个肝小叶长约2 mm，宽1 mm，成人肝内有50～100万个肝小叶，肝小叶之间有结缔组织、胆管、血管、门管区相互分隔（见图3-2），汇合成各级肝动脉、静脉及胆道系统。肾脏，每个肾有100万个肾单位（肾小体和肾小管），肾小球直径约200μm。肾小球与肾小管之间有结缔组织、血管、淋巴管、神经等。空腔脏器如胃、肠，含液脏器如胆囊、膀胱，其壁由内向外依次为黏膜或内膜、黏膜肌层、黏膜下肌层、肌层、浆膜层。动脉管壁结构为内膜下有内弹性膜，中膜由环形平滑肌纤维、胶原纤维及弹性纤维组成，大动脉中膜厚，中、小动脉的中膜依次减薄，外膜为疏松结缔组织。

在软组织中，胶原纤维是主要弹性成分，大量存在于结缔组织及病理组织中，广泛分布于全身各组织与脏器中，组织的弹性与密度的不均匀性导致反射与散射；弹性起伏引起的散射比密度变化所引起的散射强，是主要的超声散射源。对心肌梗死犬进行超声与病理学研究表明，梗死部位胶原蛋白含量增多，背向散射增强，衰减增多。

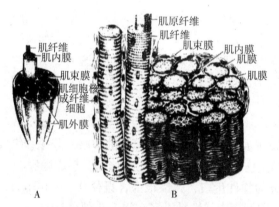

图 3-1　骨骼肌的组织结构图

三、人体器官的运动功能特征

1. 心脏运动

心脏运动为节律性的搏动。收缩期心室收缩，房室瓣关闭，半月瓣开放，射血至大动脉，舒张期心室舒张，半月瓣关闭，房室瓣开放，血流由大静脉回心。心脏的运动导致全身动脉血管有节律、规则地搏动，收缩期血流快，舒张期慢。

2. 肺呼吸运动

呼吸运动时，肺体积有规律地缩小与增大交替，进行气体交换导致膈肌及上腹部脏器肝、脾、肾随之上下运动，心脏整体位移及（或）被肺覆盖等。

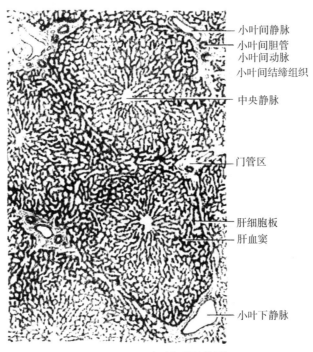

小叶间静脉
小叶间胆管
小叶间动脉
小叶间结缔组织

中央静脉

门管区

肝细胞板
肝血窦

小叶下静脉

图 3-2　肝小叶组织结构图

3. 胃肠蠕动

帮助食物消化及排泄。胃肠为空腔脏器，壁薄仅 3 ~ 5 mm；空腹时腔内仅少量气体及液体，饮水或进食后胃肠腔充盈。胃肠蠕动时，腔内气、液及内容物随之移动。

四、人体组织的衰减与组成成分及结构有关

人活体组织含大量蛋白质，黏滞性大，耗能多，人体各种组织对超声的衰减（系数）各不相同（表 3-1）。衰减还与组织结构有关，如超声束垂直于肌纤维时衰减大，平行于肌纤维时衰减小。半值层是超声在某组织中传播，声能衰减一半时的传播距离（表 3-2）。

表 3-1　动物组织的主要组成成分含量表

组织名称	水（%）	总蛋白（%）	胶原（%）	脂肪（%）
水	100	0	0	0
血清	90 ~ 95	5.4 ~ 8.0	18.6 ~ 27.5	0.9 ~ 2.0
脂肪	10 ~ 35	3.2 ~ 7.0		50 ~ 86
脑	72 ~ 85	（6 ~ 11）	（0.03 ~ 0.34）	8.6
肝	66.9 ~ 80.3	16.5 ~ 21.2	（0.18 ~ 1.1）	3.7 ~ 10
肾	75.9 ~ 82.7	15.4 ~ 16.8	0.39 ~ 1.47	3.3 ~ 6.7
心	63 ~ 79.2	15 ~ 19	（0.4 ~ 2.6）	3.6 ~ 21
横纹肌	63 ~ 75.7	17.3 ~ 21.8	0.4 ~ 3.1	4.0 ~ 13.3
皮肤	72	（17 ~ 28）	（0.5 ~ 1.2）	
腱	62.9	（22 ~ 35）	30.0 ~ 31.6	
软骨	70 ~ 73	20 ~ 25	10 ~ 20	
骨	22 ~ 34	（13 ~ 20）	（13 ~ 20）	0
肺	66.9 ~ 80.3	16.5 ~ 21.2	（0.18 ~ 1.1）	3.3 ~ 3.8

研究证明，人体组织凡含水量越多，声速越慢，衰减越小，含蛋白越多，声速越快、衰减越大。人体组织中水、血液等属很低衰减；脂肪、神经组织、肝属低衰减；心、肾及肌肉为中等衰减；皮肤、腱、软骨为高衰减；骨、肺则属很高衰减。

表 3-2 人体组织中的半值层

介质	半值层（cm）	超声频率（MHz）
血液	35	1.0
脂肪	6.9	0.8
肌肉	3.6	0.8
脑（固定标本）	2.5	0.87
肝（死后 20 h）	2.4	1.0
肾	1.3	2.4
颅骨	0.23	0.8

第二节　人体组织超声成像

超声在人体组织中的传播，回声的强弱取决于两种介质的声阻之差、入射超声与界面的角度，并与组织成分有关。

现代超声诊断仪显示实时动态图像，二维超声显示动态切面图、M 型显示实时幅度 – 时间曲线、频谱多普勒显示实时频移 – 时间曲线。

一、二维超声成像

二维超声包括线阵、凸阵或相控阵（扇形）等为电子扫描，每秒成像 30 帧以上。探头发射多数扫描线，入射人体，快速扫描被检部位，每条扫描线遇不同声阻的组织界面产生反射、散射回声，由浅入深的回声按序显示在监视器上即成二维图像（见图 3-3）。

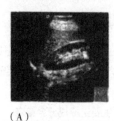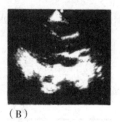

（A）　　　　　　　　　　　　（B）

图 3-3 二维超声成像示意图

（一）正常人体组织及脏器的结构与回声规律性

正常人体组织从声学特性上分为 3 类：①人体软组织的声学特性（声速、声衰减等）与水近似属一类；②骨骼；③空气。

1. 皮肤及皮下组织的回声规律

皮肤及皮下组织的回声规律均为实性软组织，皮肤深部依次为皮下脂肪、肌肉；胸、腹部深层为胸、腹膜壁层及胸腹腔间隙；四肢及外周则深部为骨膜及骨骼。超声束在经过皮肤 – 皮下脂肪 – 肌肉 – 胸、腹膜壁层 – 胸、腹腔间隙等上述两种组织间的界面时，产生强弱不等的反射与散射，在声像图上显示界面回声，在一种组织内部根据组织声阻均匀性，决定回声的强弱。

2. 实质性组织或脏器的回声规律

实质性脏器如肝、脾、肾、甲状腺、子宫、脑等脏器，表面均有致密的结缔组织包膜，内部结构均匀一致的组织回声弱，如脑及神经组织、淋巴结等；内部结构不均匀的各有一定结构特点，如肝脏呈楔形，外有包膜，内以肝细胞为主，有汇管区、门静脉、肝静脉、肝动脉、胆道各自成树枝状有序分布；超声束经腹腔间隙 – 肝包膜 – 肝实质 – 肝内管道之间的各个界面反射，肝内细小结构间有散射，显示肝声像图。肾脏声像图显示低回声的肾脂肪囊，较强回声的细线状肾包膜，低回声的肾皮质、锥体，较强回声的肾盏及肾盂与肾门。横纹肌由肌纤维、肌束组成，肌束外均有肌膜包裹，形成无数声阻不同的界面，回声明显不均匀。

3. 含液体脏器的回声规律

含液脏器如眼球、胆囊、膀胱、心脏、血管等，结构特点为有实性组织为壁，壁厚薄不一，正常脏器壁整齐，腔内液体各脏器密度不一，尿液密度小，依次为胆汁、眼玻璃体（1.010 g/cm³）、血液（1.055 g/cm²）。胆囊、膀胱壁，由外向内为浆膜、肌层及黏膜层，腔内为声阻均匀的胆汁、尿液。经腹超声束先经腹壁各层—肝脏前—肝后缘—胆囊前壁—胆汁—胆囊后壁，声像图上分别显示各界面回声，腔内为无回声区（见图3-4）。心脏壁较厚，有特定的结构，腔内血液为较黏稠液体。超声束经前胸壁—胸腔间隙—右室前壁（心外膜—心肌—心内膜）—血液—室间隔—血液—心后壁，各界面均有回声，血液通常为无回声，灵敏度高的仪器可显示血液中的极低回声。

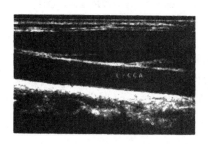

图 3-4　含液脏器声像图

正常左颈总动脉（L-CCA）显示动脉壁及腔内无回声区

4. 含气脏器的回声规律

含气脏器如肺，肺表面有包膜、肺泡壁，肺泡内充气，超声束经胸壁、胸膜到达肺泡壁与气体交界处，因声阻相差悬殊，两者的声强反射系数为0.9989，即99.89%的能量被反射，几乎无能量进入肺内。回声能量在探头—空气之间往返反射多次，反射波在组织中传播能量逐渐衰减，声像图中显示距离相等（胸壁）的多次反射，回声强度逐渐减弱（见图3-5）。即超声不能穿透肺内气体，不能显示正常肺内结构及被正常肺遮盖的深部结构与病变。同理，胃、肠胀气时，超声亦无法显示胃肠深部组织。

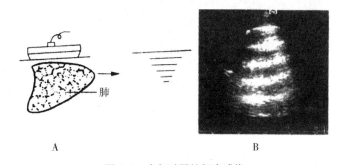

A   B

图 3-5　含气脏器的超声成像

图 A 为正常肺的多次反射示意图；图 B 为声像图

5. 正常骨骼回声规律

正常骨由骨密质构成骨板，含钙质多，与周围肌肉声阻相差数倍，超声束经软组织—颅骨界面声强反射系数为0.32，即32%的能量被反射，二维图上显示强回声。骨板下为骨松质，由骨小梁交织排列成海绵状，超声进入骨松质后在海绵状结构中来回反射，折射，能量被吸收衰减，不能穿透骨骼（除头颅颞侧骨板最薄处外），骨骼后方无超声，称声影（见图3-6）。即超声不能显示骨组织的内部结构及骨髓腔，也不能显示骨骼后方的组织或脏器。

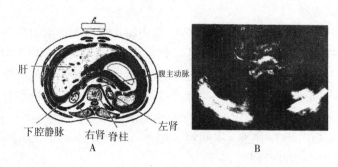

图 3-6　骨骼超声成像示意图

图 A 为骨组织结构示意图；图 B 为骨回声及声影的声像图。GB: 胆囊；P: 胰腺；AO: 主动脉；PV: 门静脉；
S: 声影

（二）病理组织的声学特性与回声规律

病理组织的声学特性可分为液性、实质性、钙化、气体。同一疾病在病程中不同时期的声学特性可不同，回声亦不相同，但不同疾病在病程中某一时期可能出现声学特性类似的病变，如肝脓肿早期炎症为实质性占位病变表现，声像图相似，肝脓肿化脓期为肝内液性占位病变，肝癌巨块型中心可液化、坏死、出血，超声图显示亦为肝内液性占位病变。

1. 液性病变

液性病变包括囊肿、积液、脓肿、液化等。单纯囊肿通常液体稀，壁薄、光滑，二维超声显示清晰无回声区，边界清楚，伴有光滑、较强线状回声，呈圆形或椭圆形（见图 3-7）。积液可为浆液、黏液、血性液或脓液，为清晰或不清晰的无回声区，形状与所在部位有关。脓液与坏死液化如坏死完全为无回声区，坏死不完全则无回声区内常有多少不等的低回声，边界多不整齐，形态不规则。

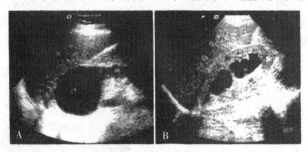

图 3-7　肾液性病变图

图 A 为肾上极囊肿；图 B 为中量肾积水。RL: 肝右叶；RK: 右肾；H: 肾积水；C: 囊肿；箭头示侧壁声影

2. 实质性病变

实质性病变，病理上可有水肿、炎性浸润、纤维化、瘢痕、肿瘤、结石、钙化、血栓、斑块等，可以发生在各种组织或脏器内。

（1）水肿：局部组织或脏器水肿，声像图显示局部组织增厚或脏器各径增大，内部回声较正常部位低。

（2）炎性浸润：轻度或慢性炎症超声图像可无异常，急性炎症常局部肿大，炎症局限时如脓肿早期，局部回声增多、增强伴分布不均匀。

（3）纤维化：纤维组织较致密，含胶原较多，声阻较大，在其他组织中有纤维组织增生或局部纤维化，声像图显示局部回声增强，但无声影。

（4）瘢痕：为胶原纤维组织收缩成瘢痕，超声显示局部斑块状强回声。大的瘢痕后方可有声影。

（5）肿瘤：占位性病变，有良性、恶性之分，多呈圆形。良性肿瘤多有包膜，内部结构多较均匀。超声显示有线状包膜回声，表面规则，内部回声多均匀。恶性肿瘤生长快，多无包膜，向周边浸润生长，小肿瘤多为瘤细胞，稍大肿瘤内部有坏死、出血，超声显示肿瘤边界不平或有伪足样伸展，小肿瘤内部多为低回声，稍大者内部回声强弱不一。含液脏器如胆囊、膀胱壁发生肿瘤，多突向腔内（见图 3-8）。

（6）结石：结石以胆道系统及泌尿系统多见，多含钙盐，超声显示强回声伴后方声影（见图3-9）。

（7）钙化：钙盐沉积常可见于结核病灶、风湿性瓣膜病、肿瘤内、动脉粥样硬化斑块中。声像图表现局部回声明显增强并伴后方明显声影。

（8）血栓：可发生在心腔及血管内，由于血栓发生时间不同，内部组成成分不一，声像图显示早期新鲜血栓为很低回声，不易发现，陈旧血栓内有纤维增生或机化，回声明显增强。

（9）斑块：发生于动脉粥样硬化的血管壁，声像图显示斑块回声强弱不一（与组成成分有关），并向腔内突起（见图3-10）。

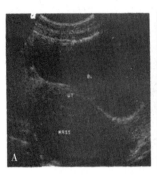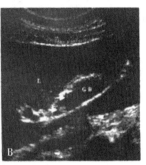

图 3-8　实性肿物声像图

图 A 为子宫内圆形实性肿物，内部回声均匀，图中 BL 为膀胱，UT 为子宫，Mass 为肿物；图 B 为胆囊内实性小突起（箭头所示），分别来自前、后壁，表面光滑。图中 L 为肝，GB 为胆囊，（GB）颈部有一强回声团（↓），边界清楚，其旁有数个小团，伴后方声影（S）

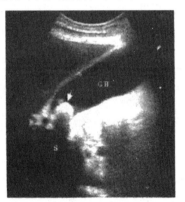

图 3-9　胆囊结石声像图

左股动脉（L-FA）后壁强回声为钙化斑块，伴后方声影

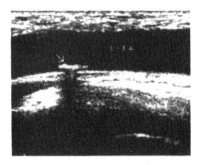

图 3-10　动脉斑块声像图

3. 含气病变

（1）含气脏器内病变：肺内任何病变，位于肺边缘，表面无正常肺遮盖者超声均能显示，如肺脓肿、肿瘤等。肺外病变如大量胸腔积液将肺压缩萎陷，超声可穿过少气或无气（实变）的肺组织检查病变。胃内空腹时有气体影响检查，可饮水充盈胃腔后检查观察全胃，肠管亦可充液驱气后检查，不仅可显示胃、

肠壁病变，还可显示胃肠后方的胰腺、腹膜后组织及输尿管等病变。

（2）含气脏器穿孔、破裂：胃肠穿孔，胃肠内气体逸出至腹腔，积存在腹腔的高位处，仰卧位可进入肝前间隙，左侧卧位进入肝右间隙，超声检查局部各肋间均显示气体，无肝脏回声，但在低位或改变体位后检查，肝位置正常，表明腹腔有游离气体，超声十分敏感。肺泡破裂，气体进入胸膜腔，超声无法与肺内气体回声区分。含气病变如巨结肠，肠管内充满气体，压力大，触诊似实性肿块，超声从前方（高位）或侧方检查均为强烈气体回声。

4. 骨骼病变

骨骼（除颅骨颞侧外）诊断超声无法穿透。骨折即骨组织折断即使是裂缝超声即可从裂缝中穿过，显示骨折线。骨质因病变被破坏如化脓性骨髓炎、骨肿图瘤等，超声可显示病变的大小及声学性质及周围软组织受侵犯情况。

二、M 型成像

1. M 型超声

以单声束经皮肤 – 皮下组织 – 胸膜腔 – 心包 – 心室壁 – 血液 – 室间隔 – 血液 – 二尖瓣 – 血液 – 心脏后壁，在两种结构界面处产生反射，自前向后形成一纵列回声点，随心脏的收缩、舒张而前后运动，此列在监视器上自左向右等速移动，使这列回声随时间展开成为曲线。

2. 正常 M 型曲线

正常心脏各部位结构如主动脉、心房壁、心室壁、室间隔、二 / 三尖瓣、主 / 肺动脉瓣等运动曲线各有其特点，形态、幅度、速度不同，各曲线间的距离随心脏运动时相而变化。心脏收缩期右室前壁及室间隔向后运动，左室后壁向前运动，上述各曲线间距离变小，舒张期则相反。正常二、三尖瓣前叶呈细线样曲线，舒张早期开放最大，形成尖峰，随心室充盈迅速后退至半关闭状态，心房收缩又略开放并迅即关闭，形成第二峰（见图 3–11A）。

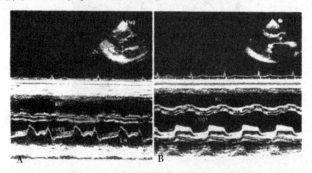

图 3-11　正常与异常 M 型超声心动图

图 A 为二尖瓣平面取样，正常 M 型曲线；图 B 为二尖瓣狭窄 M 型曲线。RV_1 右室；IVS: 室间隔；LVOT: 左室流出道；LA: 左房

3. 病理性曲线

各种心脏疾病受累的部位不同，风湿性心脏病常使瓣膜受损，增厚，纤维化，弹性明显减退，活动僵硬等。M 型超声显示二尖瓣曲线增粗，舒张期尖峰消失呈平顶、城墙样改变（见图 3–11B）。心肌缺血时心室壁回声曲线幅度降低，速度下降。心脏扩大时室间隔与室壁间距离增大等。

三、超声多普勒成像

超声多普勒接收血流中细胞的散射信号频率，减去发射波频率，获得差频（频移），显示血流（血细胞）运动速度（由频移转换成的），称速度显示，以频谱曲线（PWD、CWD，一维）或彩色多普勒血流成像（CDFI，二维）方式显示。接收血细胞散射的能量成像，显示能量多普勒成像（PDI，二维）。

1. 正常血流显示

（1）速度显示：正常心脏及动、静脉内各部位血流速度有一定测值范围。超声多普勒可显示心脏、血管内血流速度、血流方向（动脉系统为离心性、静脉系统为向心性）、血流性质（层流）。血流速度频谱曲线分析，心动周期中瞬间血流速度、加速度、减速度、血流持续时间等参数。

（2）能量显示：低速血流敏感性高，主要用于显示小血管、迂曲血管、正常脏器血管树及末梢微小血管，不能显示血流方向。

2. 病理性血流显示

（1）血流方向异常：各瓣膜口反流、先天性心内外分流及动静脉瘘、窃血（为血管闭塞致远侧血流逆向）。

（2）血流性质异常：湍流产生于血流通过异常狭窄口，如瓣口狭窄、反流、分流、血管腔狭窄，PWD 频谱曲线呈充填型，CDFI 呈多彩镶嵌。涡流产生于血管腔突然膨大的部位，如动脉瘤及假性动脉瘤等，局部血流呈漩涡状。

（3）血流速度异常：频谱多普勒可显示在上述反流、分流及重度狭窄部位远侧血流速显著加快。在狭窄部位近侧血流速度缓慢，静脉血栓形成的远侧血流速度极慢。

（4）能量显示：可显示肿瘤内微小血管。

第三节　超声伪像

诊断超声在人体内传播过程中，由于超声的物理特性、人体界面的复杂性、仪器性能（声束旁瓣的大小）、探查技术等因素，可能造成图像失真或称伪像。如超声束与界面的关系（垂直、成角、角度大小），应予以识别，以免误诊。常见的伪像表现如下。

一、多次反射伪像

1. 超声束垂直入射于声阻差极大而且平的界面时，回声在探头与界面间往返反射，声像图上出现等距离的、强度逐渐减弱的系列回声称多次回声，常见于肺、气管（见图 3-12A）。

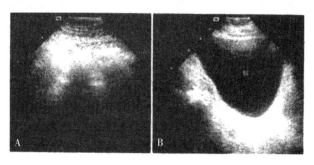

图 3-12　多次反射

　　图 A 为探头位于右第五肋间腋前线，吸气时肺下移，遮盖肝上缘，显示肺的多次反射伪像；图 B 为充盈膀胱的前壁下的伪像。GAS: 肺气；BL: 膀胱

2. 薄层气体可产生多次反射。

3. 超声束入射至声阻差较大的大界面如腹壁与下方液体（膀胱、囊肿）间产生多次反射，腹壁回声在膀胱前壁下或表浅部位囊肿内显示，但强度明显低于腹壁回声（见图 3-12B）。

4. 成人心脏检查胸骨旁左室长轴图、心尖切面图，在靠近胸壁的心壁下常有胸壁多次反射，使该处心壁内膜及心腔显示不清。

5. 凡是体内有金属异物如宫内避孕环、心内起搏器电极金属片，界面较小，但金属与软组织声阻差较大，产生多次反射，如彗星状，称"彗尾征"。

二、声影伪像

由于组织对超声的强反射及吸收衰减，使超声能量消耗殆尽，不能穿透该结构，其后方无回声称声影，常见于骨、结石、钙化灶后方（见图 3-13）。

三、高衰减结构

超声能量消耗甚多，其后方回声明减弱，常见于肌腱、软骨、瘢痕之后，提高仪器"增益"仍可显示少量回声信号。

四、后方回声增强

超声束经含液脏器或病变时，由于衰减甚少，而 TGC 补偿过剩，后方回声增强（见图 3-12B 膀胱后方回声增强）。

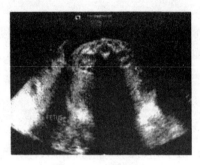

图 3-13 声影伪像

图为胎儿（FETUS）躯干横切面，超声由背部入射，在脊柱后方为声影（见图像正中），致此处胎儿腹部结构不能显示；图中显示双肾（K）及肝。两侧为折射声影

五、折射声影

在圆弧形界面两侧，由于入射超声与界面几乎平行，超过临界角产生全反射，其后方出现声影（见图 3-13 中胎儿躯体两侧）。如二维超声束垂直入射于主动脉短轴，在切面图像的相当于时钟 9 ~ 10 点、2 ~ 3 点间可出现假性回声失落，易误认为室间隔缺损，应注意鉴别。

六、旁瓣伪像

超声束主瓣沿中心轴线分布，遇被检物体界面产生反射、散射成像。在主瓣旁有旁瓣，位于主瓣声轴旁 ±10% ~ ±20%，能量仅为主瓣的 10% ~ 20%，旁瓣遇界面也产生反射、散射并成像，但因能量弱，常在主瓣回声的两侧有低回声延长线，模糊不清。如心脏超声左室长轴切面图上二尖瓣环后缘回声较强，在其右侧左心房内常有低回声条状回声，为瓣环的旁瓣回声，变换切面后左房内伪像消失。

微信扫码
◆临床科研
◆医学前沿
◆临床资讯
◆临床笔记

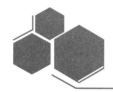

第四章　X线成像

第一节　X线成像原理

一、X线影像信息的传递

（一）摄影的基本概念

1. 摄影

将光或其他能量携带的被照体的信息状态二维形式加以记录，并可表现为可见光学影像的技术。

2. 影像

反映被照体信息的不同灰度（或光学密度）及色彩的二维分布形式。

3. 信息信号

由载体表现出来的单位信息量。

4. 成像过程

光或能量→信号→检测→图像形成。

5. 成像系统

将载体表现出来的信息信号加以配制，就形成了表现信息的影像，此配制称为成像系统。即从成像能源到图像形成的设备配置。

（二）X线影像信息的形成与传递

1. X线影像信息的形成

由X线管焦点辐射出的X线穿过被照体时，受到被检体各组织的吸收和散射而衰减，使透过后X线强度的分布呈现差异；到达屏－片系统（或影像增强管的输入屏），转换成可见光强度的分布差异，并传递给胶片，形成银颗粒的空间分布，再经显影处理成为二维光学密度分布，形成光密度X线照片影像。

2. X线影像信息的传递

如果把被照体作为信息源，X线作为信息载体，那么X线诊断的过程就是一个信息传递与转换的过程。下面以增感屏－胶片体系作为接受介质，说明过程的五个阶段。

（1）第一阶段：X线对三维空间的被照体进行照射，形成载有被照体信息成分的强度不均匀分布。此阶段信息形成的质与量，取决于被照体因素（原子序数、密度、厚度）和射线因素（线质、线量、散射线）等。

（2）第二阶段：将不均匀的X线强度分布，通过增感屏转换为二维的荧光强度分布，再传递给胶片形成银颗粒的分布（潜影形成）；经显影加工处理成为二维光学密度的分布。此阶段的信息传递转换功

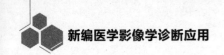

能取决于荧光体特性、胶片特性及显影加工条件。此阶段是把不可见的 X 线信息影像转换成可见密度影像的中心环节。

（3）第三阶段：借助观片灯，将密度分布转换成可见光的空间分布，然后投影到人的视网膜。此阶段信息的质量取决于观片灯的亮度、色温、视读观察环境以及视力。

（4）第四阶段：通过视网膜上明暗相间的图案，形成视觉的影像。

（5）第五阶段：最后通过识别、判断做出评价或诊断。此阶段的信息传递取决于医师的资历、知识、经验、记忆和鉴别能力。

二、X 线照片影像的形成

X 线透过被照体时，由于被照体对 X 线的吸收、散射而减弱。含有人体密度信息的射线作用于屏 – 片系统，经加工处理后形成了密度不等的 X 线照片。

X 线照片影像的五大要素：密度、对比度、锐利度、颗粒度及失真度，前四项为构成照片影像的物理因素，后者为构成照片影像的几何因素。

（一）光学密度

1. 透光率

透光率指照片上某处的透光程度。在数值上等于透过光线强度与入射光线强度之比，用 T 表示：$T = 透过光线强度 / 入射光线强度 = I/I_0$。

T 值的定义域为：$0 < T < 1$，透光率表示的是照片透过光线占入射光线的百分数，T 值大小与照片黑化的程度呈相反关系。

2. 阻光率

指照片阻挡光线能力的大小。在数值上等于透光率的倒数，用 O 表示：$O=1/T = I_0/I$。O 的定义域为：$1 < O < 0$。

3. 光学密度

照片阻光率的对数值称作照片的光学密度值，用 D 表示：$D=lgO=lg(I_0/I)$。光学密度也称黑化度。密度值是一个对数值，无量纲。

（二）影响 X 线照片密度值的因素

1. 照射量

在正确曝光下，照射量与密度成正比，但在曝光过度或不足时，相对应的密度变化小于照射量变化。这说明影像密度的大小不仅取决于照射量因素，还决定于 X 线胶片对其照射量的反应特性。

2. 管电压

管电压增加使 X 线硬度增强，使 X 线穿透物体到达胶片的量增多，即照片的密度值增加。由于作用于 X 线胶片的感光效应与管电压的 n 次方成正比，所以当胶片对其响应处于线性关系时，密度的变化则与管电压的 n 次方成正比例。管电压的变化为 40 ~ 150 kV 时，n 的变化从 4 降到 2。

3. 摄影距离

X 线强度的扩散遵循平方反比定律，所以作用在 X 线胶片上的感光效应与摄影距离（FFD）的平方成反比。

4. 增感屏

胶片系统在 X 线摄影时，增感屏与胶片组合使用，其相对感度提高，影像密度大。

5. 被照体厚度、密度

照片密度随被照体厚度、密度的增高而降低。肺脏不能单以厚度来决定其吸收程度，吸气程度不同，从而对照片密度的影响也不同。肺的吸气位与呼气位摄影要获得同一密度的影像，X 线量差 30% ~ 40%。

6. 照片冲洗因素

X 线照片影像密度的变化，除上述因素之外，与照片的显影加工条件有密切关系，如显影液特性、显影温度、显影时间、自动洗片机的显影液、定影液的补充量等。

（三）照片影像的适当密度

符合诊断要求的照片密度应适当，一般在 0.20 ～ 2.0。

三、X线对比度

（一）概念

1. X线对比度的定义

X线照射物体时，如果透过物体两部分的X线强度不同，就产生了X线对比度Kx，也称射线对比度。

$$Kx = \frac{I}{I'} = \frac{I_0 e^{-\mu d}}{I_0 e^{-\mu' d'}} = e^{\mu' d' - \mu d}$$

其中：I_0 为入射线量，I、I' 为不同部位的透过X线强度，μ、μ' 为物体不同部位的吸收系数，d、d′ 为物体不同部位的厚度。

2. X线对比度按指数规律变化

从表达式看Kx只与d′（$\mu'-\mu$）有关系，但实际上围在 $\mu d'$ 周围的 μd 滤过板的作用，使X线质变硬；另外 μd 产生散射线，使对比度受到损失。

3. 影响X线对比度的因素

影响X线对比度的因素有X线吸收系数 μ、物体厚度d、人体组织的原子序数Z、人体组织的密度 ρ、X线波长 λ。

4. 人体对X线的吸收

人体对X线的吸收按照骨、肌肉、脂肪、空气的顺序而变小，所以在这些组织之间产生X线对比度。而在消化道、泌尿系统、生殖系统、血管等器官内不产生X线对比度，无法摄出X线影像，但可以在这些器官内注入原子序数不同或者密度不同的物质（对比剂），即可形成X线对比度。

（二）X线对比度指数

在 $K_x = e^{d(\mu'-\mu)}$ 表达式中的指数（$\mu'-\mu$），即吸收系数之差是形成X线对比度的原因，把（$\mu'-\mu$）称为对比度指数。

对比度指数特点：管电压上升，对比度指数下降，软组织之间的对比度指数亦变小。软组织的对比度指数在 40 kV 时仅是 0.07，30 kV 时上升到 0.14。若管电压下降，指数上升很快。肺组织的对比度指数在管电压上升时下降很快，但在 60 ～ 80 kV 之间，对比度指数几乎不变化。

（三）X线对比度观察法

1. 透视法

通过荧光板，将波长为（0.1×10^{-8}）～（0.6×10^{-8}）cm 的X线转换成波长为（5×10^{-5}）～（6×10^{-5}）cm 的可见影像。

2. 摄影法

胶片接受X线照射形成潜影，通过显影处理而成为可见影像的方法。但胶片感光膜对X线的吸收很少，99% 的X线穿过胶片，因而需将X线通过荧光物质制成的增感屏转变为荧光，使胶片感光（医用X线摄影几乎都用这个方法）。

四、X线照片的光学对比度

（一）概念

1. 定义

X线照片上相邻组织影像的密度差称为光学对比度。照片对比度依存于被照体不同组织吸收所产生的X线对比度以及胶片对X线对比度的放大结果。

X线胶片由双面药膜构成，所以观察到的对比度是一面药膜对比度的 2 倍。

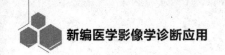

2. 照片上光学对比度（K）与X线对比度（Kx）的关系

光学对比度是依存于被照体产生X线对比度Kx的。利用胶片特性曲线可以得出：

$$D_2 - D_1 = \gamma \lg I_2/I_1 = \gamma \lg kx = \gamma（\mu_1 d_1 - \mu_2 d_2）\lg e$$

其中：γ表示X线胶片特性曲线的斜率，μ_1、μ_2、d_1、d_2分别表示被照体两部分的线性吸收系数和厚度。

（二）影响照片对比度的因素

主要为胶片 γ 值、X线质和线量以及被照体本身的因素。

1. 胶片因素

胶片的反差系数（γ 值）直接影响着照片对比度，因 γ 值决定着对X线对比度的放大能力，故称其为胶片对比度。应用 γ 值不同的胶片摄影时，所得的照片影像对比度是不同的，用 γ 值大的胶片比用 γ 值小的胶片获得的照片对比度大。

此外，使用屏－片系统摄影，与无屏摄影相比，增感屏可提高照片对比度。同样，冲洗胶片的技术条件也直接影响着照片对比度。

2. 射线因素

（1）X线质的影响：照片对比度的形成，实质上是被照体对X线的吸收差异，而物质的吸收能力与波长（受管电压影响）的立方成正比。在高千伏摄影时，骨、肌肉、脂肪等组织间X线的吸收差异减小，所获得的照片对比度降低；在低千伏摄影时，不同组织间X线的吸收差异大，所获得的照片对比度高。

（2）X线量（mAs）的影响：一般认为mAs对X线照片的对比度没有直接影响，但随着线量的增加，照片密度增高时，照片上低密度部分影像的对比度有明显好转。反之密度过高，把线量适当减少，也可使对比度增高。

（3）灰雾对照片对比度的影响：由X线管放射出的原发射线，照射到人体及其他物体时，会产生许多方向不同的散射线，在照片上增加了无意义的密度，使照片的整体发生灰雾，造成对比度下降。

灰雾产生的原因：胶片本底灰雾；焦点外X线和被检体产生的散射线；显影处理。

3. 被照体本身的因素

（1）原子序数：在诊断放射学中，被照体对X线的吸收主要是光电吸收。特别是使用低kV时，光电吸收随物质原子序数的增加而增加。人体骨骼由含高原子序数的钙、磷等元素组成，所以骨骼比肌肉、脂肪能吸收更多的X线，它们之间也就能有更高的对比度。

（2）密度：组织密度愈大，X线吸收愈多。人体除骨骼外，其他组织密度大致相同。肺就其构成组织的密度来讲与其他脏器相似，但活体肺是个充气组织，空气对X线几乎没有吸收，因此肺具有很好的对比度。

（3）厚度：在被照体密度、原子序数相同时，照片对比度为厚度所支配，如胸部的前、后肋骨阴影与肺部组织形成的对比度不一样，原因是后肋骨厚于前肋骨。另外，当组织出现气腔时相当于厚度减薄。

第二节　X线成像设备工作原理

一、诊断用X线机的组成与主要部件

X线成像设备的规格型号很多，结构各异，一般可分为X线机的控制系统（电器部分）和X线机的执行系统（机械部分）。X线机的控制系统包括：X球管、高压发生器、控制台及其他电器附件设备（图4-1）。X线机的执行系统包括：诊视床、伸缩吊架装置、滤线器摄影装置、快速换片装置、断层摄影装置及其他机械附属装置。控制和执行两大系统是相辅相成不可分割的，只有同时工作时才能发挥X线机的全部作用。下面对X线机的几个重要组成部分做一简单介绍。

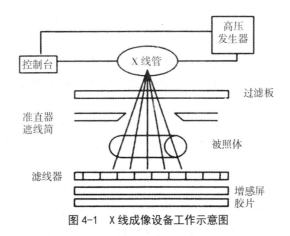

图 4-1　X 线成像设备工作示意图

（一）X 线球管

X 线管是 X 线的输出源。它的发展至今已有将近百年的历史。最初的 X 线机有 3 个电极的离子 X 线管，而后发展为钨靶面，改用两个电极。尾端加散热片或水容冷却，管电压和管电流都不大，后来为了克服含气管的缺点，使用灯丝作为阴极，即用热阴极代替冷却极。1929 年，发明了旋转阳极 X 线管，缓解了焦点小而功率大的矛盾（图 4-2）。但这对矛盾依然存在，且一直伴随至今，目前 X 线球管仍作为一种消耗品使用。所以，目前的研究方向仍是如何提高 X 线管的寿命。

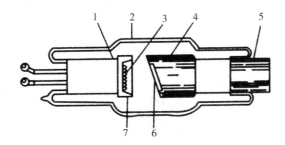

图 4-2　X 线管基本原理图

1. 阴极；2. 管壁；3. 灯丝；4. 阳极；5.阳极柱；6. 钨靶；7. 聚射罩

目前使用的高真空热阴极 X 线管，主要由阳极和阴极组成。

1. X 线管的阴极

阴极主要由灯丝及聚焦装置组成。前者起电子发射器的作用，一般是用 0.05 ~ 0.5 mm 直径的钨丝制成。后者在灯丝附近，与灯丝处于同电位，可使电子更好地聚焦在阳极上，焦点的大小与灯丝尺寸及灯丝在聚焦装置中的位置有关。

由于 X 线诊断对象不同，对焦点大小要求也不一样。所以，在功率较大的 X 线管中，往往装有两个粗细及长短不同的灯丝，这种 X 线管叫双焦点 X 线管。

2. X 线管的阳极

阳极是 X 线管中的电子制动体，即承受高速电子冲击而产生 X 线。目前常用的有固定阳极和旋转阳极。固定阳极 X 线管一般用于治疗设备或少数特殊用途的小功率 X 线机，而在诊断设备中，由于要求焦点小、功率大、曝光时间短，常采用旋转阳极结构，使电子束在不同时间冲击在焦点轨迹上不同的地方。这种 X 线管的阳极体形如圆盘，中心微突成薄锥体，圆盘后壁与转子轴相连，故可旋转。启动装置按照异步电机原理，由放置在管外的定子线圈来驱动，速度与激励电压的频率成正比。当电压频率为 50 Hz 时，旋转速度只能达到 2 800 r/min，而当供电频率为 300 Hz 时，可使旋转速度达到 17 000 r/min。可见，提高供电频率则可提高 X 线管的功率。

在阳极靶面上，电子束受阻而产生 X 线，被电子撞击的地方称为实际焦点。而 X 线产生后，只有投照到特定方向的 X 射线才能被有效地利用，实际焦点在投照方向上的投影面称为有效焦点面。有效焦点面积的大小直接影响影像的锐利度。有效焦点面越小，投影时的半影越小，影像也就越锐利。日常工作

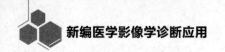
中所用焦点指有效焦点。

随着医疗实践的发展，根据X线诊断的要求，旋转阳极X线管正朝着大功率、大电流、微焦点、高速旋转和防护完善的方向不断发展，人们通过选择优良的靶面材料、减小靶面倾斜角、增大靶盘直径以及利用变频电路提高阳极旋转速率等措施，使X线管的性能和质量不断提高。

（二）高压整流电路及中频高压发生器

所有的X线机都含有供给灯丝电压的降压变压器和供给管电压的升压变压器。因为管电压必须保证阴极为负，阳极为正，才能使灯丝发射的热电子获得奔向阳极的加速度。因此，升压变压器升高的电压必须加以整流，整流后的电压稳定性对X射线的质与量都有极大的影响。

1. 高压整流电路

常用的高压整流电路有：自整流式、单相全波整流、三相全波整流及双三相全波整流等。

自整流式高压发生电路依靠X线管本身的单向导电性能进行整流。由于X线管仅能在交流电的半周期内工作，所以，整流效率不高，管电压波动大，其辐射的X线强度及质量远不如其他几种电路，但由于自整流电路可使X线机具有重量轻、成本低、便于携带和使用方便等优点，所以目前仍有使用价值。

在单相全波整流电路中，X线管所消耗的能量，平均地分配在两个半周期内。所以，同一X线管在全波整流电路内的最高使用容量提高了1倍，所产生的X线线质也有所提高。为提高X线管的使用功率和X线辐射强度，在高压半导体整流器出现后，中型以上的诊断X线机已普遍采用电压脉动率较小的三相全波整流电路。在同样条件下，这种电路的输出功率约为单相全波整流电路的1.57倍。此外，由于管电压的脉动较小，有利于短时间曝光对运动器官进行动态摄影。

为使X线管得到更加平稳的电压，可提高高压发生器的有效功率。目前，大功率X线主机的高压电路，采用双三相全波整流电路和下面介绍的中频高压发生器。双三相全波整流电路的高压变压器次级绕阻分成两部分，分别接成星型及三角形。整个电路实际上是由两个全波整流电路串联而成，X线管两端电压是两个整流电路输出之和。三相全波整流的输出电压脉动率约为13%，而双三相全波整流的输出电压脉动则在5% ~ 6%，大大提高了X线管的功率及所发射的X线质量。

2. 中频高压发生器

中频高压发生器的工作原理与上述整流电路不同，它先将工频电压经整流、滤波变成低波纹系数的直流电压，然后通过逆变换产生数千Hz的中频电压，再经升压、整流、滤波后输出给X线管（图4-3）。

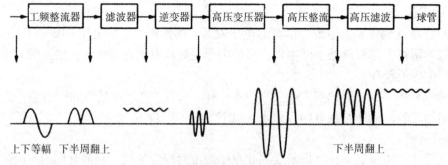

图4-3 中频高压发生器原理图

采用中频高压发生器与前面提及的整流电路相比，具有如下优点。

（1）由于管电压高而且波纹系数小，且不随工频电压波动而变化。所以，输出剂量远高于普通整流电路。

（2）由于具有平稳的管电压特性，所产生的X线中，软线成分大大降低。这样，就可减少对皮肤的辐射剂量。

（3）可减小曝光时间，从而减少运动模糊对X线影像的影响。

（4）由于频率越高，变压器的效率越高，使用中频技术，可使高压变压器的体积缩小，从而使整个高压发生器的体积缩小。

中频技术的应用，是继旋转阳极管、影像增强器以及CT发明以后的又一大进展。中频逆变技术的应用，导致了所谓中频X线机的出现。现在，中频技术已广泛地应用于各类X线机中。

（三）滤线设备

X线管发出的原发射线在进入人体组织后，能产生波长比原发射线更长的续发射线（又称二次射线或散射线）向四周发射。这些续发射线也能使增感频产生荧光，使胶片感光受到影响，影像的细节部分显得模糊。为了提高照片质量，必须采取有效措施，减小或消除续发射线的影响，各类滤线设备就是为此目的而设。目前常用的滤线设备有滤线器、集线筒及遮光器。

1. 遮光器

遮光器又称缩光器、视野调节器。装在X线管管套放射窗口处，是控制X射线照射视野的重要装置。

简易遮光器是在一个金属框架内，装有两对活页铅板，一对做水平方向运动，另一对做垂直方向运动。活页铅板的张合程度可通过调节杆进行手动调节，或由控制电机通过传动机构进行电动调节。

较复杂的遮光器除具有多层活页铅板外，还装有低压光源。利用反光镜将光线反射到床面上，然后调节铅门叶片位置，使光束放大或缩小，达到X射线视野的预定区域。这样就可免去计算手续直接对X线照射视野进行调节和定位。

2. 集线筒

集线筒与遮光器的作用相同，其主要差异是照射视野不可调节。

3. 滤线器

滤线器是减少续发射线的有效工具，应用时放置在被照射物体与胶片之间。作用原理与遮光器及集线筒不同。遮光器及集线筒是减少原发射线，从而减少续发射线，而滤线器直接减少续发射线。临床上往往两者同时使用，提高滤线性能。

滤线器的主要组成部分是滤线栅。它由许多薄铅条与可透X线的物质（如树脂、纸片），相互间隔黏结压制而成。

X射线经过滤线栅后，原发X射线也会被铅条吸收一部分，致使到达胶片上的原发射线减少。所以，在使用滤线器时，应适当改变照射条件，如增加管电流和曝光时间，或增加管电压。

（四）X线成像装置

目前通常见到的X线成像装置主要分为模拟和数字两种。模拟成像主要以X线胶片、影像增强器为主。数字成像则包括X线胶片、IP板、平板探测器等（IP板、平板探测器将在数字X线摄影系统介绍）。

X线胶片用于X线摄影。由X线管发出的X线透过人体的拍摄部位，投射到X线胶片上，使胶片感光，形成浅影。然后通过专门的洗片机，显影、定影，形成X线照片。数字成像的X线胶片则不同于模拟胶片。存储于计算机中的数字图像信息通过激光相机或热敏相机，直接被打印出来。

影像增强器主要用于X线的透视，是一种以图像转换为背景的光电转换器。影像增强器是一种电真空器件，管中高度真空，内有输入荧光屏、光电阴极、聚焦电极、阳极和输出荧光屏等。当X射线通过人体后，随着人体各部位组织对X射线吸收的差异，形成一幅X线图像。X线透过人体，投照到影像增强器的输入荧光屏上，荧光物质按吸收的X射线光子的强度激发出一幅荧光图像。荧光光子照射到与荧光层紧密结合的光电子阴极时，后者即发出与荧光强度相当的光电子，即将荧光图像转换为按电子密度变化的电子图像。增强器的阳极加有 25 ～ 30 kV 的正电位，使光电子飞向阳极并逐渐加速。同时，聚焦电极使电子聚焦和影像倒置，聚焦电极的级数越多，聚焦效果越好。这些被加速和聚焦后的电子束通过阳极孔轰击由荧光物质构成的荧光输出屏，由电子图像转换为可见光图像，这是一幅亮度增大、尺寸缩小的倒置图像。小型C臂机就用到了影像增强器（图4-4）。

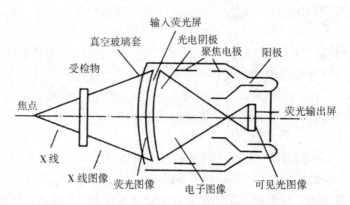

图 4-4　影像增强器结构原理图

二、X 线机的技术指标和质量控制

X 线球管在提高图像质量、减小几何模糊度方面起到了主要的作用。在技术上要求采用小焦点、大功率、高速旋转阳极 X 线管。有效焦点面积小，则影像锐利。旋转阳极旋转速度快有利于散热。球管是 X 线成像的关键部件，所以首先要考虑 X 线球管技术指标。

高压发生器为球管提供曝光时的工作能量。一般来说功率越大，图像越清晰，但越高的曝光对人体的损害也就越大。

最大管电压是指加于 X 线管两极间的最高电压峰值（kV），最大管电流是指某一管电压和曝光时间内所允许的最大电流平均值，单位为毫安（mA）。最长曝光时间也是 X 线球管的重要参数。它是指在某一管电压和管电流条件下允许的最长曝光时间，单位为秒（s）。使用时若超过此值，由于热量的积累，将使焦点过热而损坏。

以小型 C 臂 X 线机为例，列出主要性能指标如表 4-1 所示。

表 4-1　小型 C 臂 X 线机的主要性能指标

	技术性能	要求
X 线发生器	发生器类型	变频式
	最大输出功率	2.1 kW
	最大透视管电压、管电流	110 kV、20 mA
	具有脉冲透视模式	有
	低剂量透视模式	有
	摄影管电压	105 kV
	摄影毫安秒	80 mA·s
	毫安秒范围	1 ~ 100
X 线球管	小焦点大小	0.6 mm
	大焦点大小	1.4 mm
	阳极热容量	50 kHU
	阳极散热率	30 kHU/min
	管套热容量	1 200 kHU
	管套散热率	8 kHU/min
	束线器	虹膜和多叶型束光器
影像增强器	影像增强器尺寸	9
	中心分辨率	40 线对 /cm
	对比率	23 : 1
	CCD 摄像机	1 008 × 560 × 12 bit

续 表

	技术性能	要求
	监视器	有
	图像同屏显示数量	9
	标记功能	有
	曝光暗区校正补偿技术	有
图像处理系统	图像边缘增强功能	有
	具有图像扫描切换技术	有
	具有数字点片技术	有
	去除伪影及降噪技术	有
	具有最后透视图像记忆功能	有
	患者信息标注功能	有

注：HU即热单位（heat unit），定义为；在单相全波整流电路中，高压电缆每根长度在6 m以下，管电压峰值为1 kVp，管电流有效值为1 mA，管负载时间为1 s时阳极所产生的热量，即1 HU = 1 kVp×1 mA×1 s，1 HU=0.71 J，对不同整流方式，HU的计算方法不同

三、常用 X 线机的种类和用途

医用X线机可分为诊断X线机和治疗X线机两大类。医用诊断X线机可分为携带式、移动式、固定式等类形。一般临床上按照X线管管电流的大小来分类（图4-5）。

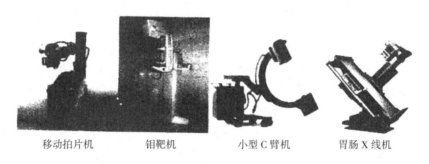

移动拍片机　　　钼靶机　　　小型C臂机　　　胃肠X线机

图 4-5　常用 X 线机

1. 10/15 mA 携带式诊断 X 线机

可分装在方箱及支架袋内，并备有背包袋便于携带，适合于乡村、矿山、部队与巡回医疗队，作一般透视和摄影用。其管电压为75 kV，管电流强度分别为10 mA、15 mA，曝光时间为6 s、10 s。整机结构包括3个部分：X线发生器采用固定阳极单焦点X线管、自整流组合式机头；控制器附有透视用的脚头开关和摄影手持计时器；机架包括203 mm×254 mm的荧光屏和控制照野大小的手动遮光器，焦点尺寸1.5 mm×1.5 mm，焦点至荧光屏距离600 mm。

2. 50 mA X 线机

可供一般透视、摄影及胃肠检查用。其规格为50 mA，80 kV（峰值）。包括X线发生器、控制器、机架和简易诊视床4部分。移动式用折叠式摇臂支持机头，下有移动底座，以便推入病房和手术室，但无诊视床。

低剂量透视X射线机具有连续使用长，综合性能指标高、重量轻、操作安全、灵活，适用于快速实时透视诊断。该透视机选用小功率X射线管，让受检者在低剂量的线束照射下接受透视；同时，采取严密的铅屏蔽防护措施，使泄漏射线计量低于国家标准，操作者无须任何防护而不会受到射线损伤，并可在明室环境下观察透视图像。另外，该机还采用微焦点X射线管和平板X射线影像增强器，是X射线影响增强近万倍，从而能在观察屏上获得清晰的图像。

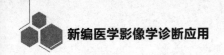

3. 300 mA 固定诊断 X 线机

由控制器、高压发生器、旋转阳极 X 线管、支架、电动诊视床、摄影平床及断层摄影附属装置等组成。适合于中型综合医院、结核病治疗机构及医疗保健单位进行透视摄影，胃肠诊断和纵向断层摄影。

4. 500 mA 固定式诊断 X 线机

供大、中型的综合性医院及防治院做 X 线常规与某些特殊摄影的诊断。可进行透视、一般摄影、胃肠检查及摄影以及胆囊、静脉、肾盂造影，并可在直立、水平方向倒倾 15°，对患者做多种轨迹的断层摄影、倾斜断层摄影、垂直或倾斜滤线器摄影等。该机为大型固定式综合性机组，包括旋转阳极 X 线管、控制箱（台）、高压发生器、高压电缆、电动诊视床、摄影平床、断层摄影机、胃肠摄影点片选择装置、天地轨和固定立柱等。

除上述常规 X 线机外，还有一些用于特殊用途的 X 线机设备。

5. X 线乳腺摄影机

主要用于对妇女乳房作 X 线摄影，能早期发现和诊断乳房肿瘤，并能明确鉴定其良性和恶性。该机是一组合体，控制器、直流高压发生器、投照架等均装在同一机箱上。投照架可上下升降，也能回转适应立、坐、卧和正、侧等各种位置的摄影。该机采用钼靶或钼靶阳极 X 线管发射的软 X 线，可清晰地显示皮肤、皮下脂肪、导管结缔组织、血管等组织结构，摄得的 X 线片对比度好、层次分明。

6. 胃肠 X 线机

采用遥控多向电动诊视床和影像增强管——电视系统，配置有自动卷片的 100 mm 点片照相机，附有 8 " ×10 " 和 10 " ×12 " 的大片简易摄影装置可对进行食管、胃部、十二指肠消化道的普查，消化道肿瘤的粗筛，也可用于一般门诊胃肠检查。目前，胃肠 X 线机也逐渐向全数字化方向发展，取消了影像增强器，而直接换用平板代替。

7. 牙科 X 光机

数字化牙科 X 线机是计算机图像处理技术和 X 线成像技术结合的产物，于 20 世纪 80 年代末期引入口腔医学领域而成为一种新型的口腔医学影像术。它具有快速成像、图像处理及低辐射等多项优点，数字化牙科 X 线机主要用于牙体牙髓病学、牙周病学、齿槽外科及口腔种植外科等领域中。

（1）图像处理：数字化口内 X 线摄影系统最显著的一个优点就是它有强大的图像后处理功能，正是基于这点才使数字化口内 X 线摄影系统在口腔科学众多领域的运用有着传统牙片机所不能取代的地位。

（2）根尖片数字减影：自 Crondahl 1983 年首次描述根尖片减影工作原理以后的 10 余年中，普通 X 线片数字减影技术主要用于根尖片。国内外少数学者亦开始对其他口腔科用 X 线片的数字减影问题进行了研究，如下颌骨侧位片、许勒位片等，但均尚处于起始阶段。

（3）龋病的诊断：数字化牙片在龋病尤其是早期龋病的诊断上有重要作用，其诊断效果明显优于传统牙片。

（4）牙长度的测量：确定牙齿工作长度常依据 X 线片的测量，因此要求 X 线片清晰，失真度小，能够观察出牙齿的外部结构、病变情况、髓腔内部解剖形态及其与牙周组织的关系。

（5）根尖周微小病损的检测。

（6）数字化 X 线影像技术在牙周病研究中的应用：X 线检查是牙周病临床非侵入性观察牙槽骨变化的常用方法，它在牙周病的诊断、治疗及疗效的评价，长期追踪观察骨变化中都有重要意义。由于 X 线片是在二维平面上显示三维的解剖结构，因此不能准确反映牙槽骨的形态和骨量的变化，对颊舌方向骨变化的诊断能力更差。

第三节　X线摄影条件

一、感光效应与摄影条件选择

（一）概念

X线感光效应指X线通过被检体后使感光系统（屏–片系统）感光的效果。

摄影条件的制定是以指数函数法则作为基础理论，其具体内容是：若远离焦点的X线为平行的，则x线通过肢体后给予胶片的x线能可近似用下式表示：

$$E=K\frac{V^{n}rtsfz}{r_{2}BD}e^{-\mu d}$$

其中：V_{n} 代表管电压，i 代表管电流，t 代表摄影时间，s 代表增感率，厂代表胶片的感度，z 代表焦点物质的原子序数，r 代表摄影距离，B 代表曝光量倍数，D 代表照射野的面积（cm^{2}），e 是自然对数的底，μ 代表减弱系数，d 代表被检物体的厚度（cm）。

以使照片获得某一密度值的X线作为E。E = kV " Q，其中k代表常数，V代表管电压，n代表指数，Q 代表管电流量 mAs。

（二）摄影条件选择的基本因素

1. 管电压的选择

管电压是影响影像密度、对比度以及信息量的重要因素。在实际选择管电压时，必须考虑到管电压与X线照片影像形成的如下关系。

（1）管电压表示X线的穿透力。

（2）管电压可控制照片影像对比度。

（3）管电压升高，摄影条件的宽容度增大。

（4）高电压摄影，在有效消除散射线的情况下，信息量和影像细节可见度增大。

2. 管电压与管电流量的关系

根据感光效应公式，当其他因素固定不变时，管电压V与管电流量Q和感光效应的关系如下式所示。E=K×V " ×Q

假设，摄取某一部位所需的管电压为V_{0}，管电流量（mAs）为Q_{0}，现将管电压改变为V时，新的管电流量（QN）则根据以下公式计算。

$$Q_{N}=（V_{0} " /V_{N} "）×Q_{0}=kvQ_{0}$$

其中：Kv 为管电压系数，Q_{0} 为原管电流量，V_{0} " 为原电压，V_{N} 为新管电压，Q_{N} 为新管电流量。求取新管电流量的关键在于 V_{0} " $/V_{N}$ "。

3. 管电流与摄影时间

该选择受X线管容量的限制。在摄影kV确定后，再选择X线管允许使用的最大管电流和曝光时间。在电压质量允许的情况下优先满足曝光时间的需要，使用可能的较高管电流。

4. 摄影距离的选择

摄影距离必须确定在模糊值小于0.2 mm的范围内。在实际摄影中不可能经常根据被照体厚度来变换摄影距离，在无须做定位测量的部位摄影时，大体规定骨骼摄影距离为100～110 cm，胸部摄影距离为180 cm。

摄影距离的变换与管电流量的关系，遵循反平方定律。设原摄影距离为r_{0}，其管电流量为Q_{0}，现改变距离为rN，则新的管电流量用以下公式计算。

$$Q_{N}=（r_{N}^{2}/r_{0}^{2}）×Q_{0}=kr×Q_{0}$$

其中：K 为距离系数，可由 r_{N}^{2} 与 r_{0}^{2} 的比值求出。

5. 增感率

增感率指在照片上获得同一密度值 1.0 时不用增感屏和应用增感屏时的 X 线量之比，常用 S 来表示，即 $S=R_0/R_1$，式中 R_0 表示不用增感屏时的 X 线量，R_1 表示应用增感屏时的 X 线量。

屏 – 片和管电流量的关系为 $Q_2 = (S_1/S_2) \times Q_1 = K_s \times Q_1$

其中：$K_s = S_1/S_2$ 作为系数，S_1 为某种增感屏的增感率，S_2 为另一种增感屏的增感率。

6. 滤线栅和管电流量

滤线栅能有效地吸收散射线，提高影像的对比度，但对原发射线也有吸收，需适当增加管电流量。

7. 照射野和管电流量

X 线摄影时有效地缩小照射野，不仅减少了 X 线照射量，而且也提高了影像质量，但附加的散射线减少了，影像上的密度也相应地降低了。

（三）摄影条件的可变因素

1. 被照体构成组织的比例因素

X 线影像形成的实质，在于被照体不同组织对 X 线吸收的差异，反映在照片上就产生了不同的密度与对比度，这就决定了 X 线照片的影像因被照体构成的比例不同而异。

如以胸部为例，胸部的 X 线吸收差异随其构成组织如皮肤、肌肉和肺组织的比例变化而变化。同等厚度，一个是体力劳动者，一个是体弱的患者，其摄影条件应不同，否则就得不到理想的影像效果。又如青年与老年人的骨骼，即使厚度一致摄影条件也不能一样，因为老年人的骨质稀疏，对 X 线的吸收程度小，两者大约相差 20% 的照射量。

2. 移动因素

要获得一张满意的照片，除其他因素以外，还要考虑到尽量减少因移动所造成的影像模糊。

人体的移动有两种，生理性移动及意外性移动。生理性移动又分不随意运动和非协力运动。

例如，胸部摄影时，要考虑的有呼吸、心搏动及意外移动等因素。这三项移动中，呼吸可以暂时得到人为的屏息控制，意外可以通过解除患者的紧张等办法得到克服，只有心脏跳动是胸部移动因素中的主要矛盾。心脏的搏动可以传到肺，特别是从左肺门到下野。从舒张期移向收缩期时，体止期大体为 0.05 s。抓住这个体止期曝光就可以得到一幅静止运动的心肺照片。

消化道的移动有两种：一种是蠕动，一种是呼吸的牵动。其中蠕动是主要的，但蠕动较缓慢，其照射时间可控制在 0.1 s 左右。

（四）高千伏摄影

高千伏摄影是指用 120 kV 以上管电压产生的能量较大的 X 线，获得在较小密度值范围内显示层次丰富的 X 线照片影像的一种摄影方法。

1. 原理

高能量 X 线通过肢体时，被吸收衰减的方式、吸收系数均与一般能量的 X 线不同，形成了与一般 X 线摄影影像不同的对比度变化，从而得到与一般 X 线摄影不同的效果。

诊断用 X 线机产生的 X 线为连续光谱，在一定标称的管电压作用下，光电吸收和康普顿吸收各占一定的百分比。在 10 ~ 100 keV 光子能量范围内，随着光子能量的升高，肢体对 X 线的吸收为光电吸收递减，康普顿吸收递增。光子能量在 10 keV 时，光电吸收为 95% 以上，康普顿吸收为 5%。光子能量升高到 100 keV 时，康普顿吸收则为 95% 以上。此时，肢体对 X 线的吸收受组成物质的原子序数影响不大，而与物质的每克电子数和光子能量有关。

总之，随着管电压的升高，光电子的数量和能量的百分率相应减少，散射吸收相应增加，总的吸收系数减少，骨与肌肉的组织对比度降低，骨影像变淡。在达到一定高电压后，与骨相重的软组织或骨本身的细小结构及含气的管腔等均可清晰显示，因而在损失对比度的同时可获得层次丰富的 X 线照片。

2. 高千伏摄影使用设备

X 线机在 120 ~ 150 kV 管电压范围内，可用做高千伏摄影。高千伏摄影产生较多的散射线，因而选用高栅比滤线栅，以提高 X 线照片的对比度。常用的栅比为 12 ：1。当肢 – 片距为 20 cm 时，空气间隙效应可代替滤线栅的作用。胶片应选用高的反差系数，可以提高照片对比度。

3. 高千伏摄影的优、缺点

（1）可获得低对比、层次丰富的X线照片；可以改善因组织密度不同导致的光学密度分布的不均性。

（2）增加管电压值，缩短曝光时间，可减少肢体移动畸变，提高X线照片的清晰度。

（3）选用高千伏，可减少管电流、降低X线管产生的热量，较多地使用小焦点，可提高照片影像质量，降低X线管产生的热量，延长X线管的寿命。

（4）高千伏摄影的散射线较多，X线片质量较差。

（5）高千伏摄影时X线量减少，组织吸收剂量减少，有利于患者的防护。

（6）高千伏摄影损失了照片对比度，应选用适当的曝光条件。

（7）高千伏摄影时注意更换滤过板，80～120 kV选用3 mm铝及0.3 mm铜，用以提高对长波X线的吸收，加强对患者的防护。

二、自动曝光控时

（一）自动曝光控时的理论依据及程序

自动曝光控时的理论依据来源于"胶片感光效应（E）"。感光效应（E）值决定照片的黑化度（密度），自动曝光控时就是确保E值的准确实施，E值是人为设定的。E值的实施由曝光剂量控制。在实际应用中，选择自动曝光控制器上的加减钮或胖瘦钮就等于改变了E值，改变了不同的曝光剂量。

工作程序：X线透过被照体后，先由探测器接收，当曝光剂量达到胶片所需的感光剂量（E值）时自动切断高压，所以自动曝光控时实质是控制着mAs。

（二）自动曝光控时方式及工作原理

自动曝光控时分为光电管自动曝光控时和电离室自动曝光控时两种方式。

1. 光电管控时原理

它利用可见光的光电效应来达到控制目的。它通过一个薄板状的"光电拾光器"，将摄影时荧光板发出的荧光经反射沿有机玻璃板导入光电倍增管，将拾取的荧光转换为光电流，并给电容器充电。光电流的大小与穿过人体之后的X线辐射强度成正比例。当照片感光量达到要求值时，恰恰等于积分电容器的两端电压足以推动控制系统，使曝光结束。

2. 电离室控时原理

电离室由两个金属板平行电极，中间为气体构成。它利用气体电离的物理效应，通过电离室电流给电容器充电，此电流作为输入信号，待X线胶片达到理想密度时指令切断曝光。X线辐射强度大时，电离电流大，曝光时间短；反之，X线辐射强度小，电离电流小，X线曝光时间会自动延长。电离室比光电管自动曝光系统的应用范围广泛，在各种诊断X线机的摄影中几乎都可采用。

电离根据人体各种生理部位摄影的需要安置"测量野"。一般每个电离室表面装有两个或三个面积为50 mm²的测量野，多采用"三野结构"。三个测量野多安置于电离室中心位置，以使胶片中心的被检部位影像密度均匀。三个测量野的分布呈倒品字形，可根据不同部位摄影的要求，选择单独使用或任意组合使用。

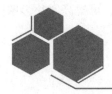

第五章　CT 诊断

第一节　CT 成像原理

一、CT 成像基本原理

计算机断层扫描（CT）是根据人体对 X 线吸收率不同，使用计算机重建方法得到人体二维横断面图像的影像设备。CT 是计算机和 X 线相结合的一项影像诊断技术，主要特点是密度分辨率高，能准确测量各组织的 X 线吸收衰减值，通过计算进行定量分析。

CT 成像的基本过程为：X 线→人体→采集数据→重建图像→显示图像。CT 球管产生的 X 线经准直器校准后，穿过具有密度差异的被检体组织，部分能量被吸收，衰减后带有组织的信息由探测器接收，通过数据采集系统进行模数转换，数据转换后由计算机重建成横断面图像，最后由显示器显示图像（图 5-1）。

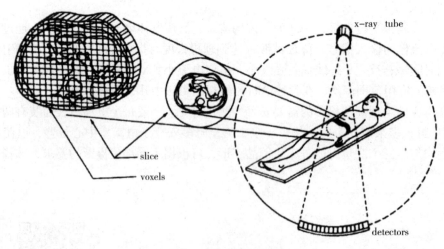

图 5-1　CT 成像原理图

因此，CT 成像是以 X 线为能源，以 X 线的吸收衰减特性为成像依据，以数据重建为成像方式，以组织的密度差为 CT 成像的基础，以数据采集和图像重建为重要环节的 X 线成像技术。

（一）数据采集

单层 CT 图像数据采集的基本原理如图 5-2 所示，CT 球管与探测器成对称排列，每排探测器由探测器单元组成。当 X 射线以扇形束的形式穿过患者横断面时被检体衰减，每个探测器单元会接收透过该层面的 X 射线并测量其衰减后的强度。单个探测器单元在每个角度每条射线上探测到的 X 射线信号强度可通过衰减定律方程进行计算：

$$I=I_0 \cdot e^{-\mu d}$$

公式中，I_0 代表 X 线在空气或未进入物体前的初始强度，I 为衰减后 X 线强度，d 为物体厚度，肌为物体的线性衰减系数，e 是自然对数的底。

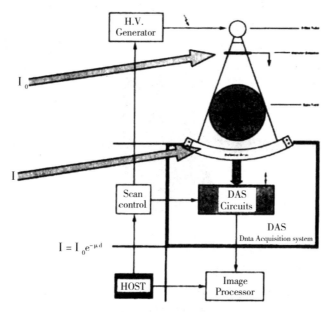

图 5-2　CT 数据采集

单层 CT 图像重建多采用滤波反投影法，利用平行线束几何学原理进行断层图像重建，要求在图像重建前要把所获的扇形线束投影数据转换为平行线束投影数据。在滤波反投影法的应用中，"重建函数核"代表对投影的高通滤波法，它决定图像的锐利度和噪声。重建图像用像素的数字矩阵来代表（通常为 512×512 像素），每个像素代表被 X 线束透射的体内欲成像层面的衰减系数。每个像素的 X 线束衰减系数需要转换为 Hounsfield（HU）单位。范围从 −1024 到 3071，作为以灰阶或彩色阶代表图像的基础。

（二）图像重建

CT 图像重建的基本算法可分为三种。

1. 直接反投影法

直接反投影法又称总和法。是将众多的投影近似地复制成二维分布的方法。基本原理是把与各向投影强度成正比的量沿投影反方向投影回矩阵里，并将它们累加起来，组成该物体的层面图像。该方法是 CT 成像算法的基础。

2. 迭代法

迭代法又称近似法，是将近似重建所得图像的投影同实测的层面进行比较，再将比较得到的差值反投影到图像上，每次反投影之后可得到一幅新的近似图像。通过对所有投影方向都进行上述处理，一次迭代便可完成；再将上一次迭代的结果作为下一次迭代的初始值，继续进行迭代。迭代重建技术有三种方法：联立迭代重建法（SIRT）、代数重建法（ART）和迭代最小二乘法（ILST）。该方法图像较为真实准确，但耗时较多，现已不采用。

3. 解析法

解析法是目前 CT 图像重建技术中应用最广泛的一种方法，它利用傅里叶转换投影定理。主要有三种方法；二维傅里叶转换重建法、空间滤波反投影法和摺积反投影法。其中摺积反投影法目前应用最多，其无须进行傅里叶转换，速度快，转换简单，图像质量好。解析法的特点是速度快，精度高。

普通 CT 每个探测器单元的宽度、焦点的大小、每转的投影数决定图像的空间分辨率，患者长轴的扇形束厚度则决定图像层厚及长轴的空间分辨率。普通 CT 只支持一排探测器单元，球管每旋转一圈只扫描一层，扫描时探测器获得的是平面投影数据，而每一层的投影数据是一个完整的闭合环。

二、单层螺旋 CT 成像原理

螺旋 CT 扫描是在球管－探测器系统连续旋转的基础上，患者随检查床一起纵向连续运动，CT 球管连续产生 X 线，探测器同步采集数据的一种 CT 检查方法。螺旋 CT 采用滑环技术，去除了 CT 球管与机架相连的电缆，球管－探测器系统可连续旋转，使扫描速度加快。由于螺旋 CT 扫描时检查床连续单向运动，球管焦点围绕患者旋转的运行轨迹类似一个螺旋管形（图 5-3），故称为螺旋扫描。扫描时，螺旋 CT 探测器采集到的不是某一层面的数据，而是一个部位或一个器官的容积数据，故又称为容积扫描。

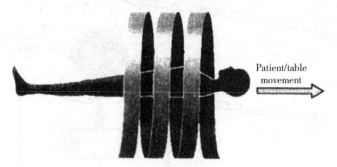

图 5-3　螺旋扫描

滑环技术和检查床连续运动技术的应用是单层螺旋 CT 在硬件上的重要改进，使用热容量大于 3M 的 CT 球管，可满足进行较大范围的容积扫描。

用滑环代替电缆传递信号的方法，称为滑环技术。螺旋 CT 扫描机架内有多组平行排列的滑环和电刷，CT 球管通过电刷和滑环接触实现导电。X 线球管的滑环部分根据传递电压的不同，分为高压滑环和低压滑环。前者传递高压发生器输出的电压为几万伏，高压发生器安置在扫描机架外；后者为几百伏，高压发生器安置在扫描机架内。高压滑环上的高压经铜环和碳刷摩擦传递进入转动部分时，易发生高压放电，产生高压噪声，影响数据系统采集，进而影响图像质量。低压滑环的 X 线发生器需与 X 线球管一起旋转，增加了旋转部分重量。因而要求 X 线发生器体积小、重量轻。现在的螺旋 CT 普遍采用低压滑环技术。螺旋 CT 的高压发生器体积小，可安装在机架内，并可产生 80 ~ 140 kV 的高压。

单层螺旋 CT 与非螺旋 CT 相比有以下优点。

（1）扫描速度快，检查时间短，对比剂利用率高。

（2）一次屏气可完成一个部位检查，克服了呼吸运动伪影，避免了小病灶的遗漏。

（3）利用原始数据，可进行多次不同重建算法或不同层间距的图像重建，提高了二维和三维图像的质量。螺旋 CT 扫描无明确层厚概念，扇形线束增宽，使有效扫描层厚增大。

（一）基本原理

CT 图像重建的理论基础是二维图像反投影重建原理，该原理要求被重建的一幅二维图像平面上的任意点，必须采用 360° 角的全部扫描数据。螺旋扫描是在检查床移动过程中进行的。数据采集系统获得的信息为非平面数据。由于只有平面数据才能重建无伪影的二维图像，为了消除伪影，螺旋 CT 常采用线性内插的数据预处理方法把螺旋扫描的非平面数据合成平面数据，再采用非螺旋扫描的图像重建方法重建一幅螺旋扫描的平面图像。线性内插（LI）是指螺旋扫描数据段上的任意一点可采用相邻两点的扫描数据进行插补。数据内插的方式有 360° 线性内插和 180° 线性内插两种。360° 线性内插法采用 360° 扫描数据向外的两点，通过内插形成一个平面数据，优点是图像噪声较小，缺点是实际重建层厚比标称层厚大 30% ~ 40%，导致层厚响应曲线（SSP）增宽，图像质量下降。180° 线性内插法则采用靠近重建平面的两点扫描数据，通过内插形成新的平面数据。180° 线性内插与 360° 线性内插的最大区别是前者采用第二个螺旋扫描数据，并使第二个螺旋扫描数据偏移 180° 角，从而能够更靠近被重建的数据平面。180° 线性内插法重建改善了层厚响应曲线，图像分辨率较高，但噪声增加。

（二）成像参数

由于螺旋 CT 与普通 CT 的扫描方式不同，产生了一些新的成像参数，如扫描层厚与射线束宽度、床速、螺距、重建间隔与重建层厚等。

1. 扫描层厚与射线束宽度

扫描层厚是 CT 扫描时被准直器校准的层面厚度，或球管旋转一周探测器测得 Z 轴区域的射线束宽度。单层螺旋 CT 使用扇形 X 线束，只有一排探测器，其射线束宽度决定扫描的厚度，扫描层厚与准直器宽度一致。

2. 床速

床速是 CT 扫描时扫描床移动的速度，即球管旋转一圈扫描床移动的距离，与射线束的宽度有关。若扫描床移动的速度增加，则射线束宽度不增加，螺距也增大，图像质量下降。

3. 螺距

螺距是扫描旋转架旋转一周，检查床移动的距离与层厚或准直宽度的比值。公式为：

Pitch= TF/W

式中 TF 是扫描旋转架旋转一周检查床移动的距离，单位是 mm。W 是层厚或准直宽度，单位是 mm。螺距是一个无量纲。

单层螺旋 CT 的准直器宽度与层厚一致，其螺距定义为球管旋转一周扫描床移动的距离与准直器宽度的比值。若单层螺旋 CT 的螺距等于零时，扫描方式为非螺旋扫描。通过被检体的 X 射线在各投影角相同，可获得真实的横断面图像数据；螺距等于 0.5 时，球管旋转 2 周扫描一层面，类似于重叠扫描 I 螺距等于 1 时，数据采集系统（DAS）可获取球管旋转一周的扫描数据 1 螺距等于 2 时，DAS 只获取球管旋转半周的扫描数据。扫描剂量恒定不变时，采用大螺距扫描，探测器接收的 X 线量较少，可供成像的数据相应减少，图像质量下降。采用小螺距扫描，探测器接收的 X 射线量较多，成像数据增加，图像质量得到改善。常规螺旋扫描的螺距用 1，即床速与层厚相等；如病灶较小，螺距可小于 1；病灶较大，螺距可大于 1。

三、多层螺旋 CT 成像原理

普通 CT 和单层螺旋 CT 的球管 – 探测器系统围绕人体旋转一圈只获得一幅人体断面图像，而多层螺旋 CT 的球管 – 探测器系统围绕人体旋转一周，能同时获得多幅横断面原始图像（图 5-4），故称为多层螺旋 CT（MSCT）。由于多层螺旋 CT 探测器在 Z 轴上的数目由单层 CT 的一排增加到几十排至几百排，故又称为多排 CT（MDCT）。多层螺旋 CT 是指 2 层及以上的螺旋 CT 扫描机，目前临床普及机型为 16 层，16 层以上的有 64 层、256 层，320 层等。

多层螺旋 CT 使用锥形线束扫描，采用阵列探测器和数据采集系统（DAS）获取成像数据。锥形线束和阵列探测器的应用，增宽了每次扫描的线束覆盖范围，实现了多排探测器并行采集多排图像的功能，降低了采集层厚，增加了采集速度，为复杂的影像重组奠定了基础。多层螺旋 CT 的优势是薄层（高分辨）、快速、大范围扫描。

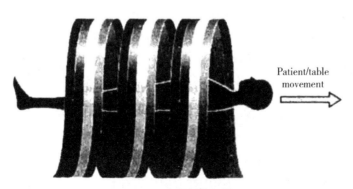

Patient/table movement

图 5-4　多层螺旋扫描

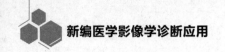

（一）数据采集

多层螺旋CT与单层螺旋CT相比，X线束由扇形改为锥形，线束宽度在Z轴方向从1 cm增加到几厘米。探测器在Z轴方向从单层CT的一排增加到几排至几百排。探测器排列有两种类型，一种是Z轴方向上所有探测器的宽度一致，即探测器宽度均等分配的等宽型（对称型）。另一种是探测器宽度不均等分配的非等宽型（非对称型）。探测器的绝对宽度决定多层螺旋CT容积覆盖范围，探测器单元的大小决定图像的层厚。探测器单元越小，获得的图像分辨率越高。16层以上CT的采集单元可达0.625 mm，实现了"各向同性"的数据采集。各向同性是指Z轴分辨率与XY轴的分辨率一致或相近，体素为一正方体，任意重建平面（冠、矢状位）的图像质量保持高度一致。

多层螺旋CT主要是采用多排探测器和多个数据采集系统，探测器排数大于图像层数。如4层螺旋CT探测器排数最少为8排，最多可达32排。DAS的数目决定采集获得的图像数目，探测器的组合通过电子开关得以实现，目前DAS系统有4组、16组、64组、256组和320组，选择合适的层厚可获得与DAS对应的图像数。

Siemens64层CT采用的Z-Sharp技术又称Z轴双倍采样技术，球管周围的偏转线圈无极调控偏转电子束，灵活改变X线焦点大小和在Z轴方向上的位置；每一个焦点投影可读出2×32层图像数据；每两个32层投影融合得到一个在Z轴采样距离0.3 mm的64层投影；每1500旋转应用AMPR方法可重建64层图像。Z-Sharp技术的特点在于Z轴飞焦点使到达每一个探测器单元的X线投影数加倍，两次相互叠的投影导致Z轴方向上的重叠采样，即Z轴双倍采样。GE使用的共轭采集技术是根据系统设置最佳螺距，在插值求解某重建标准层面上不同投影角位置的数据时，自动根据当前的扫描数据结果，动态采集所需的插值数据点。

（二）图像重建

多层螺旋CT的重建原理是用多列探测器的数据来重建一个标准层面的图像。若在Z轴某位置重建图像，则把与此重建位置同一投影角的Z轴上相邻两个探测器阵列的数据用于插值，并以此作为重建标准层面的投影数据，最后用二维反投影重建算法（2DBP）进行图像重建。

多层螺旋CT使用锥形线束扫描，在图像重建前，需要对扫描长轴方向的梯形边缘射线进行必要的修正。多层螺旋CF图像重建预处理是线性内插的扩展应用，4层以下的CT大部分采用不考虑锥形线束边缘的图像预处理。常用的图像重建预处理方法有以下几种。

1. 优化采样扫描

优化采样扫描是通过扫描前的螺距选择和调节缩小Z轴间距，使直接成像数据与补充数据分开，故又称为扫描交迭采样修正。

2. Z轴滤过长轴内插法

Z轴滤过长轴内插法是在扫描获得的数据段内选定一个滤过段，并对该段内所有扫描数据作加权平均化处理。滤过段的范围称为滤波宽度（Fw），滤波参数、宽度和形状可影响图像质量。

3. 扇形束重建

扇形束重建是将锥形束射线平行分割模拟成扇形束后，再使用扇形束算法进行图像重建的方法。16层以上CT则都已将锥形线束边缘的射线一起计算，各生产厂家采用不同的图像重建预处理方法。常用的方法有以下几种。

（1）自适应多平面重建（AMPR）法：是将螺旋扫描数据中两倍的斜面图像数据分割成几部分，采用各自适配螺旋的轨迹和240°螺旋扫描数据，并辅以适当的数据内插进行图像重建。

（2）加权超平面重建法：是将三维的扫描数据分成二维的系列，采用凸起的超平面做区域重建的方法。

（3）Feldkamp重建法：是沿扫描测量的射线，把所有测量的射线反投影到一个三维容积，并以此计算锥形束扫描射线的方法。

（4）心脏图像重建方法：多层螺旋CT心脏图像重建方法主要有单扇区重建法（CHR）和多扇区重建法（MSR）。单扇区重建法（CHR）是用回顾性心电门控获得螺旋扫描原始数据，利用半重建技术进行影像重建。多扇区重建法（MSR）是利用心电门控的同期信息，从不同的心动周期和不同列的检查器采集同一期相，但不同角度半重建所需的原始数据来进行影像重建。单扇区与多扇区重建的主要区别是单扇区重建的时间分辨率仅由 X 线管的旋转速度决定，而多扇区重建的时间分辨率不仅受 X 线管的旋转速度的影响，同时也受心率的影响。

四、电子束 CT 成像原理

电子束 CT（EBCT）由大功率的电子枪产生电子束，电子束通过电磁偏转打击固定于机架上的靶环产生 X 射线，实现 CT 扫描。由于没有机械运动，电子束 CT 一次曝光扫描的时间可以达到 50 ms。

EBCT 从 1982 年开始应用于冠状动脉疾病的诊断成像。现在仍在使用的 EBCT 有两排探测器和四排钨靶阳极，对受检者的不同检查部位进行 8 层图像数据的扫描采集。在采用"容积模式"进行扫描时。可以在 300 ~ 400 ms 的成像周期内只需曝光 50 ~ 100 ms 就可以获得 8 幅图像。在进行钙化积分、冠状动脉 CT 成像或者心功能评价时，EBCT 采用"电影模式"或"流动模式"进行扫描成像，这两种扫描模式分别采用单排探测器（C–150/C–300）和双排探测器（e-speed）的采集方式。电影模式的曝光时间是 50 ms，以 17 次 /s 的扫描频率对同一解剖结构进行扫描；流动模式是在扫描时，根据心跳周期时相对同一解剖结构曝光 50 ~ 100 ms 进行扫描采集。由于 EBCT 的扫描模式是非螺旋的，因此要在受检者一次屏住呼吸的情况下完成整个心脏的扫描，扫描层厚受到了限制。当采用单层数据采集模式（C–150/C–300）时，图像厚度是 3 mm，采用双层数据采集模式时，成像厚度是 1.5 mm。进行钙化积分时，EBCT 的纵轴分辨率是足够的，但要实现冠状动脉的三维可视化显示则纵轴分辨率还不够。

EBCT 扫描过程由电子束及四个钨靶环的协同作用完成，避免传统 CT 的 X 线球管、探测器（扫描机架），甚至扫描床的机械运动。电子束 CT 的成像原理与常规 CT 的主要区别在于 X 线产生的方式不同。由于电子束 CT 采用电子束扫描技术代替 X 线球管的机械运动，消除了 X 线球管高速旋转运动产生的离心力，使扫描速度大为提高，将扫描速度缩短为 50 ms 或更短（17 ~ 34 幅 /s），成像速度是普通 CT 的 40 倍、螺旋 CT 的 20 倍（需 500 ms），从而减少了呼吸和运动伪影，有利于运动脏器的检查。

当然，目前高档的多层螺旋 CT 扫描机的扫描速度和扫描范围取得了很大进步，在某些方面甚至超过了电子束 CT 的成像水平，促使电子束 CT 扫描机需要在扫描速度、图像信噪比和空间分辨率等方面进一步提高。

五、双源 CT 成像原理

双源 CT（DSCT）采用双球管和双探测器系统，扫描速度为 0.33 s，时间分辨率达到 83 ms，使心脏 CT 成像不受心率约束；两个球管的管电压设置不同时，可做功能性 CT 检查。

（一）球管与探测器系统

双源 CT 配置了两个球管和与之对应的探测器，这两套数据获取系统（球管 – 探测器系统）放置在旋转机架内，互呈 90° 排列（图 5-5）。CT 球管采用电子束 X 线管，单个球管的功率为 80 kW，扫描速度 0.33 s，最大扫描范围 200 cm，各向同性的空间分辨率 ≤ 0.4 mm，使用高分辨率扫描时可达到 0.24 mm。

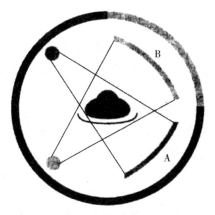

图 5-5　双源 CT 示意图

两套探测器系统中，一套探测器系统（A）覆盖整个扫描野（直径 50 cmFOV），另一套探测器系统（B）主要用于覆盖扫描中心视野（直径 26 cmFOV）。每组探测器各有 40 排，中间部分准直宽度为 32 mm×0.6 mm；两边各有 4 排探测器，准直宽度是 8 mm×1.2 mm。在机架等中心处，两组探测器的 Z 轴覆盖范围都是 28.8 mm。通过对采集信号数据的正确组合，两组探测器都可以实现 32 mm×0.6 mm 或 24 mm×1.2 mm 的扫描。

（二）数据采集

通过 Z 轴飞焦点技术，32 排 0.6 mm 准直宽度的探测器能同时读取 64 层的投影数据，采样数据的空间间隔是等中心的 0.3 mm。通过使用 z-sharp 技术，双源 CT 机架旋转一周。每组探测器都能获取相互重叠的 64 层 0.6 mm 的图像数据。

双源 CT 扫描系统内，两组呈 90° 排列的互相独立的数据获取系统（球管 - 探测器系统），只需同时旋转 90°，就可以获得平行于射线投影平面的整个 180° 图像数据，这 180° 的图像数据由两个 1/4 的扫描扇区数据组成。由于机架只需旋转 1/4 的扫描扇区，扫描时间只有机架旋转时间的 1/4，即获得半圈扫描数据的时间分辨率只有机架旋转时间的 1/4；而机架的旋转时间是 0.33 s，那么数据采集的时间分辨率就是 83 ms，和受检者的心率无关，在一次心跳周期内就可以完成单扇区数据的采集。

（三）图像重建

双源 CT 的基本扫描重建模式是单扇区重建，这是双源 CT 和单源 CT 最主要的区别。双源 CT 也可采用双扇区重建方法来进一步提高时间分辨率，在采用双扇区重建的方法时，每组探测器采集的 1/4 扫描扇区数据来自相邻连续的两个心跳周期，在每个心跳周期内采集的扇区数据都小于 1/4 扫描扇区数据，这和传统单源多层 CT 的双扇区重建方法相似。双源 CT 在使用双扇区重建方法时，时间分辨率是心率的函数，随着心率的变化而变化，机架旋转时间为 0.33 s 时，在某些特定心率条件下，时间分辨率可以达到 42 ms。由于心率的小变化都会引起时间分辨率的大变化，在双扇区重建的条件下，时间分辨率的平均值是 60 ms。在考虑进行高级的心功能的评估时，可以考虑使用双扇区重建扫描方式，比如在评价异常的心肌运动或者是计算射血分数的峰值时。在进行冠状动脉的检查或者进行心脏功能大体评估时，单扇区重建扫描模式就已能够在临床任何心率条件下提供足够的时间分辨率。

双源 CT 在进行常规 CT 检查时，可以只运行一套 X 线系统，方法与普通 64 层 CT 相同。特殊临床检查，如心脏扫描、心电门控血管成像，全身大范围全速扫描，以及双能量减影成像等，则需使用两套射线 / 探测器系统的双源组合。

两套 X 线系统由球管和一体化高压发生器组成，可以分别调节相应的 kV 和 mAs。由于每个球管的 kV 都可独立设置为 80 kV、100 kV、120 kV 和 140 kV，当两个球管的管电压不一致时，如一个球管设置为 80 kV，另一个球管设置为 140 kV，双源 CT 就可以实现双能量扫描，从而获得双能量的扫描数据。

第二节　CT 检查的适应证与禁忌证

一、适应证

CT 图像由于密度分辨率高、组织结构无重叠，有利于病变的定位、定性诊断，在临床上应用十分广泛。可用于全身各脏器的检查，对疾病的诊断、治疗方案的确定、疗效观察和预后评价等具有重要的参考价值。

1. 颅脑

CT 对颅内肿瘤、脑出血、脑梗死、颅脑外伤、颅内感染及寄生虫病、脑先天性畸形、脑萎缩、脑积水和脱髓鞘疾病等具有较大的诊断价值。多层螺旋 CT 的脑血管三维重组可以获得精细清晰的血管三维图像，对于脑血管畸形的诊断有较大诊断价值。

2. 头颈部

对眼眶和眼球良恶性肿瘤、眼肌病变、乳突及内耳病变、鼻窦及鼻腔的炎症、息肉及肿瘤，鼻咽部肿瘤尤其是鼻咽癌、喉部肿瘤、甲状腺肿瘤以及颈部肿块等均有较好的显示能力；多平面重组、容积重组等后处理技术可以从任意角度、全方位反映病变密度、形态、大小、位置及相邻组织器官的改变，对外伤、肿瘤等病变的显示可靠、清晰、逼真，可以更有效地指导手术。

3. 胸部

CT 对肺肿瘤性病变、炎性病变、间质性病变、先天性病变等均可较好地显示。对支气管扩张诊断清晰准确。对支气管肺癌，可以进行早期诊断，显示病灶内部结构，观察肺门和纵隔淋巴结转移；对纵隔肿瘤的准确定位具有不可取代的价值。可显示心包疾患、主动脉瘤、大血管壁和心瓣膜的钙化。冠状动脉 CT 血管造影可以清晰显示冠状动脉的走行、狭窄，对临床评价冠心病和进行冠脉介入治疗的筛查有重要的价值。

4. 腹部和盆腔

对于肝、胆、脾、胰、肾、肾上腺、输尿管、前列腺、膀胱、睾丸、子宫及附件，腹腔及腹膜后病变的诊断具有一定优势。对于明确占位性病变的部位、大小以及与邻近组织结构的关系、淋巴结有无转移等亦有重要的作用。对于炎症性和外伤性病变能较好显示。对于胃肠道病变，CT 能较好显示肠套叠等，亦可较好地显示肿瘤向胃肠腔外侵犯的情况，以及向邻近和远处转移的情况。但目前显示胃肠道腔内病变仍以胃肠道钡剂检查为首选。

5. 脊柱和骨关节

对椎管狭窄，椎间盘膨出、突出，脊椎小关节退变等脊柱退行性病变，脊柱外伤、脊柱结核、脊椎肿瘤等具有较大的诊断价值。对脊髓及半月板的显示不如 MRI 敏感。对骨关节病变，CT 可显示骨肿瘤的内部结构和肿瘤对软组织的侵犯范围，补充 X 线片的不足。

二、禁忌证

妊娠妇女不宜进行 CT 检查。急性出血病变不宜进行增强或 CT 造影检查。CT 检查时应注意防护生殖腺和眼睛。

第三节　CT 检查前准备与检出步骤

一、CT 检查前准备

为使 CT 检查取得较好的效果，扫描前的准备工作必不可少。检查前的主要准备有以下几个方面。

1. 了解病情

扫描前应详细询问病史，了解患者携带的有关影像学资料和实验室检查，以供扫描时定位及诊断时参考。

2. 做解释工作

对患者耐心做好扫描说明解释工作，以消除其顾虑和紧张情绪。

3. 胃肠道准备

腹部、盆腔、腰骶部检查者，扫描前一周，不做胃肠道钡剂造影，不服含金属的药物，如铋剂等。扫描前两日少吃多渣食物。腹部检查前 4 h 禁饮食，扫描前口服对比剂，使胃肠道充盈。盆腔检查前晚口服甘露醇等泻剂清洁肠道，若行清洁灌肠更佳；扫描前 2 h 口服对比剂充盈肠道（图 5-6）。

4. 制动

根据不同检查部位的需要，确保检查部位的固定，是避免漏扫及减少运动伪影的有效措施。另外，胸腹部检查前应做好呼吸训练，使患者能根据语音提示配合平静呼吸或吸气、屏气；腹部检查前可口服或肌内注射 654-2 注射液 20 mg 以减少胃肠道蠕动；喉部扫描时嘱患者不要做吞咽动作；眼部扫描时嘱患者两眼球向前凝视或闭眼不动；儿童或不合作的患者可口服催眠剂 10% 水合氯醛 0.5 mL/kg（不超过 10 mL）以制动。

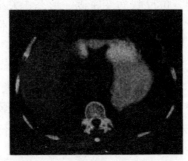

图 5-6　CT 扫描胃肠道内对比剂

5. 除去金属物品

摆位时去除扫描范围内患者穿戴及携带的金属物品，如钥匙、手机、发卡、耳环、项链、金属拉链、义齿、带金属扣的皮带、硬币、带金属的纽扣等，以防伪影产生。

6. 增强扫描及造影检查准备

行增强扫描及血管造影检查的患者检查前 4 h 禁食、水，以防发生变态反应时发生呕吐或呛咳将胃内容物误吸入肺；检查前应询问有无过敏史，并做碘过敏试验，试验阴性者请患者或家属在碘对比剂检查说明书上签名。少数低渗型非离子型对比剂变态反应发生率极低，不需做变态反应，但应在增强或造影过程中严密监控，以防意外。

7. 注意监护

危重患者检查时，需请临床科室的医护人员陪同并监护。

8. 防尘

患者更衣、换鞋或穿着鞋套进入扫描室，以防灰尘带入机房，进入机器内部。

9. 注意患者家属防护

患者家属非特殊情况下不要滞留在扫描室内，以避免辐射线损伤。

二、CT 检查步骤

1. 患者的接待与登记

仔细审查 CT 检查申请单是否填写完整，检查部位是否明确和符合要求，并根据病情的轻、重、缓、急和本部门的工作流程合理安排患者的检查时间。给患者做好解释和说明工作以便做好配合，通知患者做好检查前准备。由专门人员进行检查项目的登记和归档。

2. 输入患者的一般资料与扫描相关信息

将患者的姓名、性别、出生年月、CT 号等资料输入 CT 机。有放射科信息系统（RIS）和图像存储与传输系统（PACS）的医院，输入患者资料由工作列表完成。选择扫描方向和患者的体位；如果是增强扫描，要注明 C +，其他特殊扫描方式，必要时也注明。

3. 患者体位的处置

根据检查的要求确定是仰卧还是俯卧，头先进还是足先进；根据检查的需要采用适当的辅助装置，固定检查部位；按不同检查部位调整检查床至合适位置，开启定位指示灯，将患者送入扫描孔内。

4. 扫描前定位

定位就是确定扫描的范围，通常先进行定位像扫描，即球管与探测器位置不变，曝光过程中，检查床载患者匀速移动，扫描图像类似高千伏摄影平片。在该定位像上制订扫描计划，确定扫描范围、层厚、层距等。定位较明确的部位（如颅脑），也可利用定位指示灯直接从患者的体表上定出扫描的起始位置，该方法节省时间，缺点是定位不如通过定位像定位准确。

5. 扫描

选择扫描条件，设计扫描程序，按下曝光按钮。在整个扫描过程中，要密切观察每次扫描的图像，必要时调整扫描的范围或作补充扫描，如肺内发现小病灶，最好加扫小病灶部位的高分辨力 CT。

6. 照相和存储

根据不同的机器情况照相可自动照相或手工照相。自动拍摄是指在 CT 机上可预先设置，扫描完毕 CT 机会自动根据设置依次将所有扫描的图像拍摄完成。手工拍摄是扫描完成后，由人工手动照相。一般扫描完毕的 CT 图像都暂存于 CT 机的硬盘上，如需永久存储，可选择磁带、光盘等存储介质。

三、CT 检查注意事项

主要注意事项有以下几个方面。

1. CT 检查必须注意放射线的防护，要正确、合理地应用 CT 检查，避免不必要的曝光。对育龄妇女及婴幼儿更应严格掌握适应证，非特殊必要，孕妇禁忌 CT 检查。CT 机及机房本身结构需达到防护标准，以减少被检者、工作人员和与 CT 机房相邻地区人员的 X 线辐射剂量。重视个人防护，减少被检者、工作人员的受照剂量。

2. 应认真了解病史、其他检查结果及既往影像检查资料，借以指导本次检查，以免检查范围或扫描参数设置不当。

3. 增强扫描使用的碘对比剂量较大，注射速度快，有引起不良反应，甚至变态反应的可能，碘过敏试验阳性者禁忌增强扫描。过敏体质的患者可选用非离子型对比剂以减少不良反应，使用过程中要严密观察，一旦出现变态反应应及时处理、抢救，否则可能危及生命。为避免迟发型变态反应的发生，检查后应让患者留 CT 室观察 30 min 后再离开。CT 室应常备必需的急救药品、器械，以备抢救之用。注意药品的有效期，定时添补更新。

4. 危重患者，过多搬动有生命危险者，临床应先控制病情，可待病情较为稳定后再做 CT 检查。对危重患者的搬动及检查应迅速、轻柔，检查以满足诊断需要为标准，不宜苛求标准延误抢救时间。

微信扫码
◆ 临床科研
◆ 医学前沿
◆ 临床资讯
◆ 临床笔记

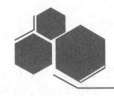

第六章　磁共振成像（MRI）

第一节　MRI 的基本原理

生物体组织能被电磁波谱中的短波成分（如 X 线）穿透，但能阻挡中波成分如紫外线、红外线及微波。令人惊异的是，人体组织允许磁共振产生的长波成分如无线电波穿过，这是磁共振能用于临床的基本条件之一。

磁共振（MR）实际上是指核磁共振（NMR）。由于害怕"核"字引起某些人的误解与疑惧，目前通称为磁共振（MR）。核子自旋运动是自然界的普遍现象，也是核磁共振的基础。1946 年美国科学家 Bloch 与 PurCEll 几乎同时独立地完成了核磁共振试验，这一科研成果获得了 1952 年诺贝尔物理学奖。自从揭示了"化学位移"现象以来，磁共振学迅速发展起来。1967 年 Jasper Jackson 在活的动物身上首次获得 MR 信号，1972 年 Lautebru 利用水模成功地获得了氢质子二维的 MR 图像，从八十年代开始 MR 进入了医学临床应用阶段。

根据 19 世纪的 Gauss 学说，电与磁是一回事，可统称为电磁。电荷沿一导线运动或质子沿轴自旋即可产生磁场，而导线切割磁力线又可产生电流。自然界任何原子核的内部均含有质子与中子，统称核子，都带正电荷。核子像地球一样具有自旋性，并由此产生自旋磁场。具有偶数核子的许多原子核其自旋磁场相互抵消，不能产生核磁共振现象。只有那些具有奇数核子的原子核在自旋中才能产生磁矩或磁场，如 ^1H（氢）、^{13}C（碳）、^{19}F（氟）、^{31}P（磷）等。因此，可被选用为核磁共振成像术中的靶子，而氢原子更是其中的佼佼者。氢原子是人体内数量最多的物质，原子核中只含 1 个质子而不含中子，最不稳定，最易受外加磁场的影响而发生核磁共振现象，所以现阶段临床应用的磁共振成像主要涉及氢质子。氢质子带 1 个正电荷，又能自旋，其周围自然形成一个小磁场，整个氢原子核实际上是一个自旋的小磁体。"核"的意思是指核磁共振成像主要涉及原子核（尤其是氢原子核），与核周围的电子层关系不大。"磁"有两个含义：①磁共振（图 6-1）过程发生在一个巨大外磁体的孔腔内，它能产生一个恒定不变的强大的静磁场（B_0）；②在静磁场上按时叠加另外一个小的射频磁场以进行核激励并诱发核磁共振（B_1）；还要叠加一个小的梯度磁场以进行空间描记并控制成像。"共振"是借助宏观世界常见的自然现象来解释微观世界的物理学原理。例如一个静止的音叉在另一个振动音叉的不断作用下即可能引起同步振动，先决条件是两个音叉固有的振动频率相同。核子间能量的吸收与释放亦可引起共振，处于低能级的氢质子吸收的能量恰好等于能级差即跃迁到高能级水平，释放的能量恰好等于能级差又可跌落回低能级水平，核子这种升降波动是在一个磁场中进行的，故称之为"核 – 磁共振"。

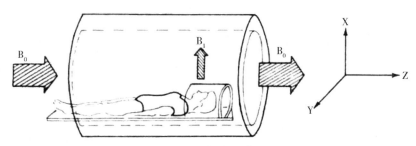

图 6-1　磁共振示意图

从人体进入强大的外磁场（B_0），到获得清晰的 MR 图像，人体组织与受检部位内的每一个氢质子都经历了一系列复杂的变化。①氢质子群体的平时状态：在无外磁场 B_0 的作用下，平常人体内的氢质子杂乱无章地排列着，磁矩方向不一，相互抵消；②在外加磁场中的氢质子状态：人体进入强大均匀的外加磁场 B_0 中，体内所有自旋的混乱的氢质子，其磁矩将重新定向，按量子力学规律纷纷从杂乱无章状态变成顺着外磁场磁力线的方向排列，其中多数与 B_0 磁力线同向（处于低能级），少数与 B_0 磁力线逆向（处于高能级），最后达到动态平衡；③通过表面线圈从与 B_0 磁力线垂直的方向上施加射频磁场（RF 脉冲），受检部位的氢质子从中吸收了能量并向 XY 平面上偏转；④射频磁场（RF 脉冲）中断后氢质子放出它们吸收的能量并回到 Z 轴的自旋方向上；⑤释出的电磁能转化为 MR 信号；⑥在梯度磁场（由梯度线圈发出）辅助下 MR 信号形成 MR 图像。

一、氢质子群体的平时状态

某些原子核（如氢原子核）可以看成是一个具有自旋能力的小星球，因为它带有电荷，自旋进动必然产生磁矩声，$\vec{U}$ 代表着该原子核周围小磁场的大小与方向。由这种磁偶极产生的小磁场颇似一个旋转着的小磁棒（图 6-2）。平时人体内的氢原子核处于无规律的进动状态，无数的氢原子核杂乱无章地进动着，漫无方向地排列着，其磁矩与角动量相互抵消，整个人体不显磁性（图 6-3A）。

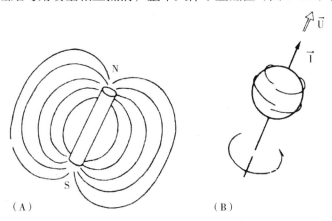

（A）　　　　　　　　　　　　　　（B）

图 6-2　磁偶极产生的小磁场示意图

二、在外加静磁场中的氢质子状态

人体进入强大均匀的磁体空腔内，在外加静磁场 B_0 的作用下，原来杂乱无章的氢原子核一齐按外磁场方向排列并继续进动，整个人体组织处于轻度磁化状态（图 6-3B）。由于氢质子的自旋量子数 $I=1/2$，只有两种基本的排列方向，一是顺向排列（向上自旋），二是逆向排列（向下自旋），前者与静磁场磁力线方向相同，相应的磁化量子数 $m=+1/2$，处于低能级状态；后者与静磁场磁力线方向相反，相应的量子数 $m=-1/2$，处于高能级状态。在静磁场中氢质子自旋矢量的方位角

$$\theta = \arccos m \sqrt{I(I+1)}$$

在静磁场中自旋（磁动量）矢量有一个转矩或电偶，它们环绕静磁场的纵轴进动，其速率可用

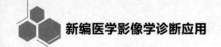

Larmor 公式算出：

$$f = \omega/2\pi = \gamma B_0/2\pi$$

其中 f 为共振频率（Hz），∞ 为每秒的角频率（弧度），γ 为旋磁比，B_0 为静磁场。对每一种原子核来说 γ 是一个常数。

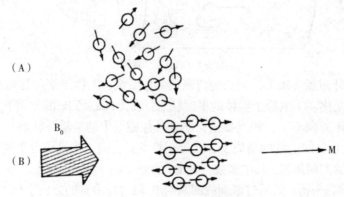

图 6-3　原子活动示意图

一大群原子核在静磁场中进动，每一个原子核的磁矩其位相是杂乱无章的。也就是说，它们在进动的圆环中其磁化矢量的顶端处于不同的位置，但联合起来可形成一个总的磁矩$\vec{M}$。这个净磁矩$\vec{M}$是接收线圈产生 MR 信号的根据。

对 MR 成像作用最大的核子是质子，尤其是氢质子。因为它在人体内数量最大，其重量小而磁动量大，在水溶液中氢原子核的数量级为 $10^{23}/cm^3$，其中半数以上与静磁场 B_0 的磁力线方向相同，处于低能级状态。每个氢原子核磁矩的总矢量（Σ）可用以下公式计算：

$$\vec{M} = \Sigma\, Pi\,\mu i$$

公式中$\vec{M}$为净磁矩，μi 为氢原子核的磁矩，Pi 为氢原子核的数量。由于能量差极小，因此在两个能级状态中自旋 $=1/2$ 的氢原子核数目基本相等。例如在 1.5 T 的静磁场中处于同向低能级状态的氢原子核比处于逆向高能级状态者仅多 1×10^{-5}。

在低能级与高能级状态之间根据静磁场场强大小与当时的温度，势必要达到动态平衡，称为"热平衡"状态。此时从低能级转入高能级的氢原子数恰好等于从高能级转入低能级的氢原子数，最后的磁化状态 M。称为"平衡"状态或"静息"状态。

三、施加射频（RF）脉冲后的氢质子状态

MR 信号的产生分两个步骤，一是磁共振的激励过程，二是磁共振的弛豫过程。如前文所述，氢质子是一群处于一定能量级与方向上不断自旋进动的微粒，它们类似于一般磁体，具有磁性、角动量与旋转性。在 MR 扫描机的孔腔内，人体内所有的氢质子小磁体都将顺着强大静磁场 B_0 的方向排列，其中较多的氢质子其磁矩方向与静磁场 B_0 相同（处于低能级），较少的氢质子其磁矩方向与静磁场 B_0 相反（处于高能级）。人体内大量氢质子的小磁极相加，形成一个微弱的小磁场，其总磁化矢量 M（图 6-3）仅为静磁场 B_0 的几百万分之一，但方向相同。在常温的"热平衡"状态下顺静磁场 B_0 排列的氢质子数毕竟比逆向排列者多 106 倍，因此人体磁化矢量 M 与静磁场 B_0 方向一致。

通过射频（RF）线圈中的电流对 MR 孔腔中的人体组织施加一个垂直方向的交变磁场 B_1，诱发氢质子产生核磁共振，这就是磁共振的激励过程。交变磁场 B_1 是由射频线圈发出的，所以 B_1 又称为射频磁场。B_1 交变地发出与中断，按磁共振所需要的频率工作，所以又称为射频脉冲。射频磁场 B_1 与静磁场 Bo 有两点不同：①B_1 十分微弱，为 B_0 的万分之一，例如 B_0 的场强为 1.0 T，而 B_1 仅为 0.0001 T 即足以诱发核磁共振；②静磁场 B_0 不仅强大，而且恒定，其磁力线方向与 MR 扫描机的孔腔平行。B_1 磁场迅速交变，其磁力线方向总是与静磁场方向垂直。

B_1 磁场的交变振动频率具有严格的选择性，必须准确地选择 B_1 磁场的频率，使之相当于 Larmor 共

振频率，才能诱发受检组织内氢质子的磁共振现象。Rabi 发现，在静磁场 B_0 的垂直方向上施加一个交变磁场 B_1，只有在 Larmor 频率时，交变磁场的能量才会突然大量地被吸收，这种现象称为共振吸收现象。按照量子力学理论，氢质子在磁场中只能采取两种能级状态：高能级与低能级（图6-4）。通过原子间的热运动相互碰撞，能量相互传递，氢质子可在 2 个能级间跃迁；通过吸收电磁场的光子氢质子也能从低能级跃迁到高能级，因为光子只能整个地被吸收，所以在一定的场强下能级差也是一定的，射频磁场 B_1 发射的电磁能（射频能量）必须恰好等于能级差才会被处于低能级状态的氢质子吸收，并借助于这个射频能量跃迁到高能级状态。在一定的场强条件下射频磁场的交变频率必须符合 Larmor 频率，它所发出的射频电磁能才恰好等于能级差。

所谓核磁共振就是指氢质子在两种能级上相互转换，当按照 Larmor 频率施加射频能量时，迫使氢质子的磁矩从 m = + 1/2 低能级跃迁到 m=-1/2 高能级状态。二者的能级差 $E_{1/2}-E_{-1/2}=thB_0$，rhB_0（ = h/2π ）是一个常数。

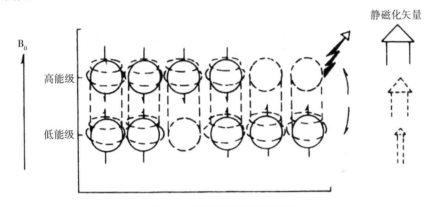

图 6-4 高能级与低能级示意图

磁共振的能量吸收只能在垂直于静磁场 B_0 的横向上查出来。因为横向上的磁化矢量 M_{XY} 具有时间依赖性，按照法拉第感应定律，M_{XY} 在进动过程中切割静磁场 B_0 的磁力线，可在接收线圈上感应出相应的电压。与此相反，在热运动平衡状态下的纵向磁化矢量是静止的，它不切割磁力线，因而不产生感应电流。当施加射频（RF）磁场 B_1 时，随着氢质子自旋进动的同步旋转，即会产生横向磁化矢量（图6-5）。射频磁场 B_1 垂直于静磁场 B_0，其作用是旋转磁化矢量 M 偏离静息状态，M 在纵向上逐渐缩短，在横向上逐渐延长。如果射频磁场 B_1 施加的时间足够长，净磁化矢量 M 可俯垂 90°，在横向上垂直于静磁场 B_0 而不断转动。旋转角度 θ 称为 RF 偏转角，θ = $\gamma B_1 T_2$ 该公式中 B_1 是射频磁场的大小，T 是施加的时间。由此可见，RF 偏转角度可通过 Bi 磁场的强弱与施加时间加以控制。

从图 6-5（B）可以看出，在射频磁场 B_1 的作用下，磁化矢量 M 开始转动，随着时间的延长 M 在横向上逐渐增大，从原来的 Z 轴上向 XY 平面贴近（图6-6）。

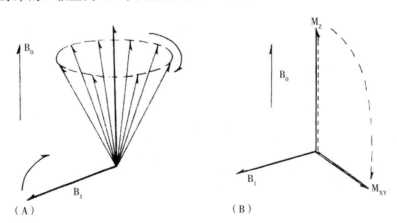

图 6-5 磁化矢量示意图

（1）射频磁场 B_1 是以无线电波的频率提供的，所以又称为射频脉冲。施加射频脉冲会使氢质子旋转在同一相位上，称为同步。同步化可以看作净磁化矢量 M 在静磁场 B$_0$ 中的相对性同步转动。

（2）控制射频磁场 B$_1$ 的幅度与时限，可准确地控制 M 与静磁场 Z 轴（纵轴）的夹角，使之转至 90°、180° 或其他角度（图 6-7）。

（3）使磁化矢量 M 产生 90° 或 180° 转动的射频脉冲分别称为 90° 脉冲或 180° 脉冲。

（4）磁化矢量的转动角度可以通过 Larmot 公式加以计算，即

$$V_1 = \frac{1}{2\pi} r \cdot B_1$$

这个公式说明在激发脉冲后磁化矢量的进动过程，V$_1$ 是旋进的频率，B$_1$ 是射频脉冲的幅度。在单位时间内（tp）磁化矢量转动的周数为 rB$_1$tp，每周 360°，所以磁化矢量的转动角度为

$$\theta = \frac{r}{2\pi} B_1 tp \cdot 360°$$

根据标准射频频率的理论，一个长度为 t 的射频脉冲可以覆盖其频率范围的 1/2，也就是说，100μs 脉冲可以覆盖 5 kHz。

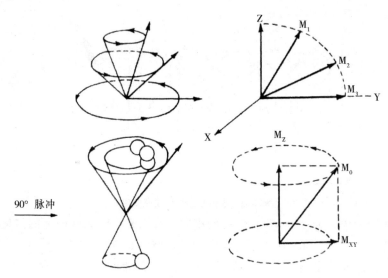

图 6-6　磁场形成示意图

总之，施加 90°、180° 或其他角度的射频脉冲后，人体组织内受检部位的氢质子因接收了额外的电磁能，其磁化矢量偏离了静磁场的方向而转动 90° 或 180°，部分处于低能级的氢质子因吸收了能量而跃迁到高能级状态。这一接收射频磁场电磁能的过程就称为磁共振的激励过程。在激励过程中氢质子吸收了额外的电磁能，由低能级升入高能级，从而进入了磁共振的预备状态。

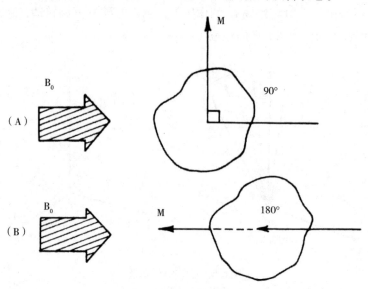

图 6-7　磁场形成示意图

四、射频脉冲停止后的氢质子状态

一旦射频（RF）磁场 B_1 停止，净磁化矢量 M 就仅受静磁场 B_0 的作用，并环绕着 B_0 进动。如果在静磁场 Y 轴方向上安置一个线圈，净磁化矢量 M 在盘旋转动时必将在该线圈中感应出一个 AC 电压，$V=M_{XY}° \cdot CoswT_2$ 该公式中 $M_{XY}°$ 是 90° 射频脉冲中止时横向上的磁化矢量，T 是从 90° 盘旋转动至电压测量时的间隔，由此引起的信号强度是一个余弦，其大小与磁化矢量呈正比，其频率相当于 Larmor 频率。当横向磁化矢量从缩短至消失，信号也衰减至零，这种衰减呈指数衰减，需要恒定的时间 T_2*，与此同时线圈上测出的电压也递减至零。因此，感应电压比较准确的表达公式应为：$V= M_{XY}° \cdot e^{-T/T2*} CoswT_2$ 上述现象称为"自由感应衰减"或称 FID 信号。无论吸收或释放电磁能，都必须在 Larrook。共振频率的特殊条件下才能进行。氢原子核等在 Larmor 共振频率条件下这种电磁能的吸收与发射过程，就是核磁共振。

如果知道静磁场 B_0 的场强大小，即可计算出 Larmor 共振频率，Larmor 方程式为 $\omega = \gamma B_0$，即：共振频率（MHz）= $\gamma \cdot$ 静磁场场强（T）；其中 W_0 为共振频率（MHz）；B_0 为静磁场场强（T）；γ 为一个常数，称为旋磁比，氢原子核的旋磁比为 $42.58\ MHz/T_2$ 以超导型 MR 扫描机为例，当静磁场场强为 0.5 T 时，$W_0=42.58×0.5 = 21.3\ MHz$；当场强为 1.0T 时，$W_0 = 42.58×1.0=42.58\ MHz$；当场强为 1.5 T 时，$W_0=42.58×1.5=63.9\ MHz$。上述频率非常接近于自动电话机与民用无线电收音机的波频，因此通常称 B，磁场为射频磁场，称产生这一波频的线圈为射频（RF）线圈。

对 MRI 来说，Larmor 方程有以下实用价值。

1. 静磁场场强的大小决定了 MR 扫描机工作时所需要的射频频率，静磁场场强与共振频率之间呈线性关系（表 6-1）。

表 6-1 氢原子核在不同静磁场中的共振频率

MR 扫描机的场强（T）	共振频率（MHz）
0.15	6.4
0.3	12.8
0.5	21.3
0.6	25.5
1.0	42.6
1.5	63.9
2.0	85.3

2. 除氢核子以外还有某些核子亦可产生核磁共振，但其旋磁比有所不同（表 6-2）。

表 6-2 某些顺磁性物质的旋磁比

原子核	旋磁比 γ（MHz/T）
^1H	42.58
^{19}F	40.05
^{31}P	17.23
^{23}Na	11.26
^{13}C	10.76

3. 静磁场的微小变化将使共振频率发生相应的微小变化，梯度线圈产生的微小磁场叠加在静磁场上，会引起频率与时相的微小变化，通过频率编码与相位编码，可以确定每一个像素的空间位置，这是 MR 成像的基础。

当射频磁场 B_1 中断时，激励过程即告完成，弛豫过程随之开始，受激励的氢质子将释放出它们吸收的能量，重新回到静磁场原先排列的平衡位置上。在回返过程中转动的净磁化矢量 M 将感应出一个电磁波，通过接收线圈检测出来，就是呈指数衰减的 MR 信号。

总而言之，激励的氢质子释放能量并回返原先排列方位的过程就称为弛豫。释放的能量以无线电磁波的形式发射出来，是 MR 成像的基础（图 6-8）。

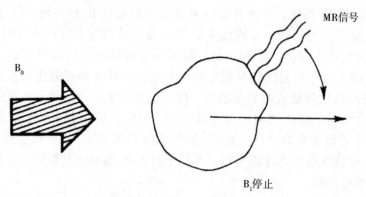

图 6-8　MR 成像的基础

弛豫过程伴随着能量释放，只有在发射频率与吸收频率相同的条件下，即在 Larmor 共振频率时吸收的能量才能释放出去。能量释放会伴发下列情况：①射频线圈可兼做天线接收器（接收线圈），释放的能量以无线电波的形式发射，被接收线圈接收并记录成 MR 信号；②能量不可逆性地散布于人体周围组织"晶格"中，化为热量或诱发分子运动（T_1 弛豫）；③能量可逆性地转移到其他正在共振的氢质子上，使其相位的一致性丧失（T_2 弛豫）。

射频线圈（接收线圈）只能记录与静磁场 B_0 方向垂直的能量成分；与静磁场 B_0 平行的能量成分因变化太慢，不能在 RF 线圈内诱发出有意义的 MR 信号。受检部位每个小的组织体素（容积）所发出的 MR 信号均有细微的差异，利用梯度磁场的频率编码与相位编码方法，足以破译出 MR 信号的细微差异，通过傅立叶转换，可将组织内每个 MR 信号的位置及强度计算出来，并重建成电视屏幕上的亮点，信号越强则亮点越白。

净磁化矢量 M 回返的过程由两个时间常数所决定，分别称为 T_1 弛豫时间与 T_2 弛豫时间。净磁化矢量先从静磁场 B_0 的垂直面上开始衰减，称为横向弛豫（T_2 弛豫）；继之逐步返回静磁场 B_0 的方向，称为纵向弛豫（T_1 弛豫）。

净磁化矢量 M 在弛豫过程中是不断转动的，在垂直于静磁场 B_0 的 XY 平面上转动的半径越来越短（T_2 弛豫），在平行于静磁场 B_0 的 Z 轴上逐渐延长（T_1 弛豫）。

在 MR 技术中仍然沿用横断面（轴面）、冠状面及矢状面代表人体的三维空间。Z 轴代表静磁场 B_0 的磁力线方向，人体进入磁体圆孔腔内，组织形成的净磁化矢量 M_0 与 Z 轴平行，这一过程需时几秒钟。施加 90° 射频脉冲后，净磁化矢量 M 偏转 90°，在 XY 平面上转动（M0）。90° 脉冲中断后弛豫开始，此后随着弛豫时间的延长 M_{XY} 缩短，而 Mz 延长（如图 6-9，10）。

弛豫过程中纵向磁化矢量的增长（T_1 延长）与横向磁化矢量的缩短（T_2 缩短）均呈指数函数关系，在一定的静磁场中 T_1 与 T_2 是两个时间常数。

T_1（纵向弛豫）……$M_z = M_0(1 - e^{\frac{t}{T_1}})$

T_2（横向弛豫）……$M_{XY} = M_0 e^{\frac{t}{T_2}}$

90° 脉冲后净磁化矢量 M 与静磁场 B_0 呈 90° 角，此时 M_1（M_z）成分为 0；纵向弛豫开始后 M 矢量偏转，并回返至平衡状态，此时 M_1（M_z）最长并与静磁场 B_0 的方向平行。M_1（M_z）方向上的纵向弛豫过程呈指数增长曲线，其特征性的时间常数 T_1 在磁共振学上被定义为从零增长到 $1-1/e$ 所需要的时间，即从零到达其最终最大值 63% 所需要的时间。

T_2 弛豫代表 90° 脉冲之后在均一静磁场 B_0 中共振氢质子脱离相位（丧失相位一致性）所需要的时间。90° 脉冲中断的瞬间，M 矢量的 M_2（M_{XY}）成分最大，弛豫开始后横向上的 M_2（M_{XY}）成分向零递减，达到平衡状态时横向磁化矢量 M_2（M_{XY}）不复存在，此刻共振质子间的相位一致性丧失殆尽。M_2（M_{XY}）递减过程也是一个指数递减曲线，其特征性的时间常数 T_2 在磁共振学上被定义为最大值递减至 $1/e$ 所需要的时间，即从最初最大值到达 37% 所需要的时间（图 6-11）。

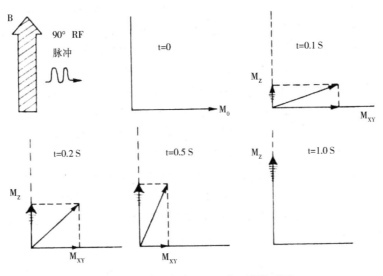

图 6-9　弛豫过程中 M_{XY}、M_Z 与时间的关系

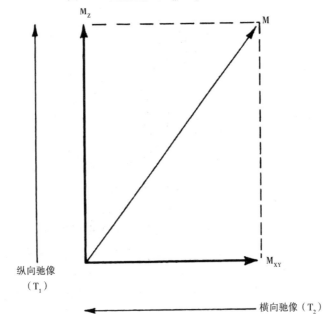

图 6-10　T_1 弛豫与 T_2 弛豫的方向

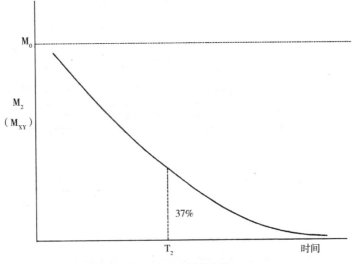

图 6-11　T_2 弛豫曲线

　　T_1 弛豫方向平行于外磁场 B_0 方向，在此过程中能量从共振氢核向周围晶格中散失。T_2 弛豫方向垂直于外磁场 B_0，在此过程中不涉及从共振氢核向周围晶格的能量散失，共振质子失去相位的一致性，共振核之间有彼此的能量交换，但无能量丢失。T_1 与 T_2 弛豫过程是理解人体组织 MR 成像的关键。目前 MR 成像中常见的 T_1 与 T_2 加权像即表现了组织的 T_1 与 T_2 弛豫特征。

　　T_1 弛豫即纵向弛豫，又称为"自旋－晶格弛豫"。RF 脉冲使氢原子核吸收能量而处于激励状态；激励的氢原子核必须将它们吸收的过多的能量逸散于周围的环境即分子晶格中，才能重新回返原来的平衡状态，所以这一弛豫过程称为"自旋－晶格弛豫"。回返到平衡状态也需要一个激发的射频磁场，引起自旋—晶格弛豫的射频磁场是由周围环境中的原子核晶格提供的，又称为晶格磁场。晶格磁场最常见的来源周围组织中磁核产生的偶极磁场，例如在水分子中有 2 个氢原子核，其中一个氢核产生一个小磁场，并影响邻近的另一个氢质子，这就是一个偶极磁场（图 6-12）。晶格磁场的波动频率必须与激励氢质子的进动频率相一致，也就是在 Larmor 共振频率的条件下才能激发氢质子释放它们吸收的能量，从而回返到原来的平衡状态。在液体中晶格磁场的波动是由分子盲目的热运动（布朗运动）引起的。

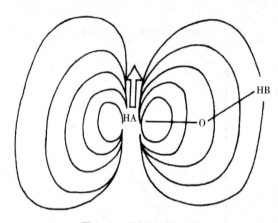

图 6-12　偶极磁场示意图

　　分子重新定向的平均速率与分子的大小有关。小分子（如水）比大分子（如脂质）重新定向要快得多，巨大分子（如蛋白质或 DNA）重新定向则十分缓慢。在适当的 MR 场强中，中等大小的分子如脂肪分子，其转动频率最接近于 Larmor 进动频率，因此脂肪质子的弛豫比水分子要弛豫得快；而水分子的平均转动频率远远大于氢质子的进动频率，所以水分子弛豫相当缓慢。巨大分子如蛋白质的转动频率比氢质子的进动频率缓慢得多，所以蛋白分子弛豫得相当缓慢。进动频率与外加静磁场的场强成正比，所以 T_1 弛豫时间还具有场强依赖性。

　　分子弛豫快其 T_1 弛豫时间就短，例如脂肪的 T_1 为几百毫秒，而纯水的 T_1 为 3 秒。在共振频率（W_0）中弛豫率与晶格磁场的场强成正比，因此，Larmor 频率的变化势必改变组织的弛豫时间。外加静磁场场强增大会使共振频率 W_0 增大，组织的弛豫时间也随之延长（长 T_1）。

　　游离水弛豫缓慢（长 T_1 与长 T_2），但生物组织中的水却弛豫得相当快，T_1 弛豫时间仅为几百毫秒。为了解释这一现象，有人认为组织中的部分水分子吸附在蛋白质分子的表面上，形成结合水（图 6-13）。由于蛋白大分子的牵扯结合水的运动速度缓慢下来，比较接近于 Larmor 进动频率，因而弛豫增快，T_1 值得以缩短。正常组织中的游离水与结合水处于一种快速的动态平衡状态（图 6-13），在病理情况下这种快速动态平衡发生紊乱，例如肿瘤及邻近的水肿区，其结合水释放，游离水增加，因而呈长 T_1 与长 T_2 信号。

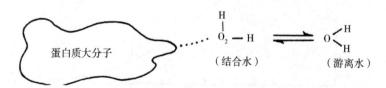

图 6-13　组织中水分子的两种形式：游离水与蛋白结合水

表 6-3 列出了在 1.4 T 场强中各种组织的弛豫时间，从中可见胼胝体白质的 T_1 值明显短于脑灰质；因为白质中的含水量明显低于灰质。

T_2 弛豫即横向弛豫，在此过程中不存在能量从氢原子核向周围晶格中的转移，但激励氢核与静息氢核之间彼此交换能量，也就是说，处于静息状态的氢核吸收了激励氢核释放的能量。横向磁化矢量丧失的速率决定着 T_2 弛豫时间的长短。横向磁化矢量之所以丧失，是由于氢核之间相互作用使其磁动量丧失了位相上的一致性。在一个理想的均匀磁场中，所有氢核的进动频率应当相同并保持位相的一致性。但外加静磁场都不够均匀，人体组织的固有晶格小磁场也不够均一，这就导致了磁场的不均匀性，后者使氢核以略有差异的速率进动，共振频率的差异会越来越大，必然引起位相一致性的丧失及横向磁化矢量的丧失。T_2 弛豫时间就是指人体局部小磁场横向磁化矢量丧失所需的时间，它主要与人体组织的固有小磁场有关。大分子比小分子的 T_2 弛豫快，因为大分子重新定向比较缓慢。结合水（与巨大分子如蛋白质紧密结合）的进动速度接近于 Larmor 共振频率，所以 T_2 弛豫快，但比 Larmor 共振频率慢得多的巨大分子其 T_1 弛豫慢。与 T_1 相比 T_2 对外磁场的大小不那么敏感。在生物组织中 T_2 的波动范围为 50 ~ 100 ms。游离水的 T_2 值比结合水长得多，病灶处 T_2 值延长显然与游离水 / 结合水比率增大有关，肿瘤、梗死、炎症及其水肿区内游离水比例高，所以呈长 T_2 高信号。

表 6-3　场强为 1.4 T 时各种脑组织的弛豫时间

脑组织	T_1 值（ms）	T_2 值（ms）
壳核	747 ± 33	71 ± 4
尾状核	822 ± 16	76 ± 4
丘脑	703 ± 34	75 ± 4
皮层灰质	871 ± 73	87 ± 2
胼胝体	509 ± 39	69 ± 8
半卵圆中心白质	515 ± 27	74 ± 5
内囊	559 ± 18	67 ± 7
脑脊液（侧脑室）	190 ± 353	250 ± 3

如果不检测自由感应衰减，可以另外观测"自旋回波"。众所周知，在一个 90° 脉冲之后一定的时间（T_2）内，MR 信号应衰减殆尽，这段时间即所谓自旋 - 自旋弛豫时间，或称为横向弛豫时间。但实际上横向磁化矢量的衰减速度比自由感应衰减速度快得多，即 T_2^* 值比 T_2 值短得多，T_2^* 就是所谓的实际横向弛豫时间。造成横向弛豫速度加快的主要原因是外加静磁场的空间不均匀性。由于静磁场场强在空间上不太均匀，人体不同部位的氢质子实际上是在略有差异的不同的场强条件下自旋，其进动频率自然也会略有差异。这样一来，必然加速自旋氢质子丧失其位相上的一致性，因而横向磁化矢量的实际缩短速度比单纯的 T_2 弛豫速度要快。世界上迄今尚未制造出理想的完全均匀的静磁场，为了克服磁场空间不均匀性带来的弊端，物理学家在 MR 技术中创用了 180° 低射频脉冲。在 90° 脉冲后一定时间内（T），再施加一个 180° 射频脉冲，在 T ms 后（即所需时间 t = 90° 脉冲后 2T）可以重建位相的一致性（重聚焦），这样一来，因静磁场空间不均匀而失去位相一致性的核，又回到彼此一致的位相上，并能从这一过程中记录下 MR 信号，故称为回波。2T 也称为回波延迟时间（TE）。

为了更好地理解这一物理过程，可以参看图 6-14。a 代表 90° 脉冲后即刻的横向磁化矢量（t = 0），b 代表 t=T 时的横向磁化矢量。此时该矢量已进动了许多圈，并呈扇形散开于不同的方位上，有的进动快（F），有的进动慢（S），此时围绕着 Y 轴施加一个 180° 射频脉冲，企图将脱离位相一致性的各个横向磁化矢量驱赶到镜面像的位置上，这样一来进动快的横向磁化矢量 F 又回过头去尾随进动慢的横向磁化矢量 S，向相反的方向进动。显然，再经过 T ms 那些自旋进动快的氢质子（F）会追上那些自旋进动慢的氢质子，同时回返到 90° 脉冲后一致的位相上（C），这是人为创造的一个"自旋回波"（SE）。从 90° 脉冲开始至回波完成之间的时间间隔就是所谓"回波时间"（TE）。

自旋回波形成的过程像一场独出心裁的赛马。t = 0 相当于比赛开始，所有的参赛马都排列在起跑线上。比赛开始后 t–T，每匹马按自己的速度拉开了距离，快马（F）跑得远，慢马（S）跑得近。此时一声回跑令，马匹均按原速回返，t–2T 时快马慢马几乎同时回到起跑线。

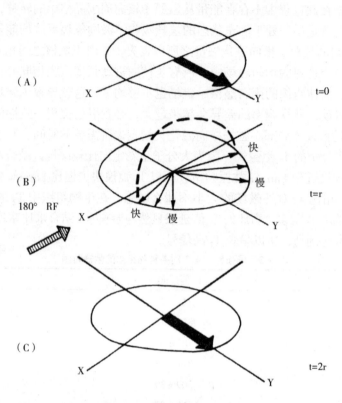

图 6-14　自旋回波形成的原理

第二节　MRI 的基本设备

磁共振成像设备相当复杂，各厂家的产品有所差异，但基本设备均由两大部分组成，一是 MR 信号发生与采集部分，二是数据处理及图像显示部分。本节重点介绍磁共振设备的主要部件，以便使用户有选择的余地。

一、磁场

1. 磁场的产生

磁场由运动的电荷产生，运动电流（D）与导线长度（dB）的乘积即产生一个小的磁场（dB）。导线总长度产生的磁场总和即为总磁场。复杂形状的导线与多个导线会产生相当复杂的磁场。

2. 场强

稳定的外磁场（B_0）是磁共振的基本条件，但究竟采用多大的场强才能产生最好的 MR 图像迄今仍有争议。在一般情况下 FID 的信噪比（SNR）越高 MR 图像质量越好，但有一些因素会影响信噪比的提高。T_1 弛豫时间在一般情况下随着场强的增加而相应延长，从（$B_0 1/4$ 至 $B_0 1/2$）。在成像过程中信噪比取决于 T_1 与 TR 之比，也就是说 SNR 取决于 90° 脉冲间纵向弛豫量。如果 TR 值固定，T_1 增加会使 SNR 丢失，但这种丢失比场强增加获得的 SNR 增加要小得多。

T_1 值变异引起的对比度噪声比（CNR）更为复杂，因为必须同时考虑两个因素，一是 T_1 改变所致的对比度变化，二是场强增加对 SNR 的作用。因此，CNR 将取决于两种特定组织的 T_1 值相对变化。T_2 弛豫时间与场强的关系不大，无须考虑 T_2 的影响。

在高场强条件下射频脉冲（RF）不均匀比较明显，在观察野会形成不确定的倾斜角，并引起 SNR 丢失。其他一些因素不影响 SNR，但可影响成像质量，也必须予以考虑。①在高场强中化学位移伪影比较明显，在水／脂肪交界线上由于两种成分的共振频率不同，会引起一道薄线影；②在高场强中运动伪影加重，其原因尚不清楚；③RF 储热效应随场强的平方而增加，但与成像质量无关。

二、磁体

1. 磁体的种类

全身 MR 成像所用的磁体分为 3 种：①阻抗型（常导型）；②超导型；③永磁型。

阻抗型（常导型）磁体由电流产生磁场（图6-15），导线由铝或铜制成，线圈分为几组，缠绕成圆桶状，它们均有明显的电阻，故为阻抗型电磁体。电阻会消耗电能并使磁体产热。电能消耗量与场强的平方成正比。场强过高冷却系统将无法承受。全身阻抗型 MR 扫描仪的场强只能达到 0.02 T ～ 0.4 T_2 老式阻抗型 MR 扫描机当场强为 0.15 T 时，耗电量为 30 KW 量级。新式 0.5 T 阻抗型 MR 扫描仪耗电量为 45 KW 量级。阻抗型磁体的磁力线与磁体圆桶平行，也就是说与受检患者身体的长轴平行，但也有与之垂直者。总而言之，阻抗型磁体的优点是：①空气芯阻抗磁体造价低，工艺不复杂，可现场安装；②磁体重量轻，仅 5 吨左右；③磁场可关闭，切断电源即可。

阻抗型磁体的缺点为：①耗电量大，0.2 T 磁体耗电达 60 KW 以上；②产热量大，需大量循环水加以冷却；③场强低，因提高场强冷却系统不能承受；④磁场均匀性受室温的干扰较大。

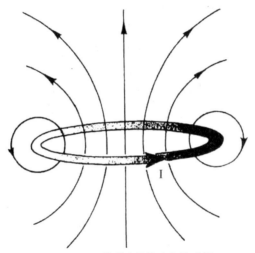

图 6-15　环状带电导线产生的磁场

超导型磁体也由导线的电流产生磁场，它与阻抗型的主要差别在于导线由超导材料制成，后者没有电阻，因而没有电能损耗，从理论上说其电流将长流不息，但实际上电流随着时间延长会有极小量的损耗。为了保持超导状态，导线必须浸泡在液氦中（温度为 4.2 K）。液氦容器以外包绕着真空层，其外又包绕着液氮（温度为 77 K）及又一个真空层。液氮的作用是减慢贵重液氦的挥发。这两种冷冻剂的蒸发率与外磁场场强的大小关系不大。液氦与液氮容器称为冷冻剂低温控制器。如果不用液氮制冷，也可换用外屏蔽式机械制冷器，如果屏蔽制冷的温度低于液氮制冷，可使液氦的挥发率进一步降低。超导型磁体可获得较高的磁场强度，全身 MR 扫描的场强可达 2.0 T_2，但与阻抗型磁体相比耗费也相应增加，而且需定时补充挥发的液氦与液氮。所有超导型磁体的磁力线均与孔洞的长轴及患者身体的长轴平行。超导磁体的导线线圈用铌钛合金镀在铜线表面上绕制而成，密封在杜瓦容器内，其外还有一层循环的冷却水。总而言之，超导型磁体的优点为：①场强高，试验用 MR 扫描机已有 4.7 T 的产品，用于人体者多为 0.35 T ～ 2.0 T；②磁场稳定而均匀，不受外界温度的影响，可用于磁共振波谱分析等研究项目，亦可进行磁共振血管造影（MRA）；③磁场亦可关闭，极特殊情况下可使磁体升温，线圈失超，场强下降，但液氦液氮会大量挥发，场强急速下降会使人体产生感应电流，有一定危险性；④磁场强度可以调节，做到一机多用。超导型磁体的缺点是：①需要昂贵的冷冻剂，尤其是液氦，使日常维持费用增高；②工艺复杂使造价较高。

永磁型磁体由铁磁物质组成，制造时诱发出较强的磁场。全身 MR 永磁体的场强可达 0.3 T，其重量甚重，可达 100 吨。近年改用稀土合金如钐钴与钕铁，产生的场强提高而重量减轻。用钕生产的一台永磁型磁体其稳定场强为 0.2 T，仅重 9 000 磅，但造价比铁磁物质昂贵得多。永磁型磁体的磁力线垂直于孔洞与患者的身体长轴。总而言之，永久磁体的优点是：①造价与维持费用低，不耗电，不耗冷冻剂；②边缘磁场小，磁铁本身为磁力线提供了反转通路，磁场发射程度小，对周围环境影响小；③磁力线垂直于孔洞，可使用螺线管射频线圈，有助于提高信噪比。永久磁体的缺点是：①场强低，只能达到 0.3 ~ 0.35 T；②重量过大；③磁场稳定性较差，要求室温波动 < 1℃，因此均匀性也较差；④磁场不能关闭，一旦有金属吸附其上就会影响磁场均匀度。

2. 磁屏蔽

如果固定磁场的场强足够大，明显影响周围环境，就必须有适当的屏蔽对磁体及磁场加以保护。否则对附近的设备如 CT 机、X 光机、影像增强器、电视显示器、心电图仪、脑电图机均会产生不良作用。还会对带有心脏起搏器及神经刺激器的患者造成危险。另外，较大的铁磁性物体如汽车、钢瓶等从附近经过，也会影响磁体的均匀性，造成 MR 图像质量下降。一般的磁屏蔽是由大量的铁组成，放在磁体间的墙壁内，或直接安在磁体上面。近年采用超导线圈以抵消磁体远处的磁场。铁本身能像海绵吸水那样吸收磁力线，所以目前仍以廉价的铁制造磁屏蔽。

3. 射频屏蔽

磁共振扫描机使用的射频脉冲可对邻近的精密仪器产生干扰；人体发出的 MR 信号十分微弱，必须避免外界射频信号的干扰才能获得清晰的图像。因此 MR 扫描机周围应当安装射频屏蔽。射频屏蔽一般安装在扫描室内，由铜铝合金或不锈钢制成。扫描室四壁、天花板与地板等六个面均需密封，接缝处应当叠压，窗口用金属丝网，接管线的部位使用带有长套管的过滤板，拉门及接缝处均应贴合，整个屏蔽间与建筑物绝缘，只通过一点接地。接地导线的电阻应符合要求。射频屏蔽使外界射频信号如电视、广播、计算机噪声、步话机与汽车发动机等来的干扰波受到阻挡，并接地短路。

4. 匀场线圈

无论何种磁体，在制造过程中都不可能使孔洞内的磁场完全均匀一致。另外，磁体周围环境中的铁磁性物体如钢梁也会进一步降低磁场的均匀性。为了使外磁场趋于均匀，可进行被动调整与主动调整。被动调整是在磁体孔洞内贴补金属小片，主动调整则采用匀场线圈。匀场线圈是带电流的线圈，外形相当复杂，位于磁体孔洞内，产生小的磁场以部分调节外磁场的不均匀性。匀场线圈可为常导型，亦可为超导型，在常导型中电流由匀场电源供应。

MR 成像所需要的磁场均匀度随时间而有些飘移，患者身体也会使其均匀性有些减低，因此匀场线圈的电流应不定期地加以调整。磁共振波谱分析要求的均匀度较高，在实验之前应对感兴趣区的匀场状况加以调节。

一般磁体孔径范围内的磁场均匀度应小于 50 ppm，当然 ppm 值越低磁场均匀度越好。匀场线圈既可调整磁场均匀性，又可控制磁场形状。一般在磁体安装完成后即调节均匀度，应使孔洞范围内的均匀度小于 50 ppm，受测标本内每立方厘米内的均匀度小于 0.01 ppm。以西门子超导型 MR 扫描机为例，1987 年其出厂均匀度标准为小于 25 ppm，但可调至 18 ppm 左右。1988 年出厂的均匀度标准为 15 ppm，但可调至 6.7 ppm。1989 年出厂的均匀度标准为 10 ppm，但可调至 8 ppm。目前安装的医用 MR 扫描机多用小铁片做被动调整，有的已不用匀场线圈，因后者既耗电又受电流稳定性的影响。

三、磁场梯度

梯度线圈为带电线圈，位于磁体圆桶内部，套在 1 米孔径的低温控制器内，从而使 RF 线圈与患者所能使用的孔洞内径更小。目前设计的梯度线圈有 2 种，一种产生的梯度与外磁场 B_0 平行（图 6-16A），一种产生的梯度与外磁场 B_0 垂直（图 6-16B）。第二套梯度线圈与 B 相同，其长轴旋转 90°，提供的梯度位于同一层面上，但与外磁场 B_0 平行。梯度典型数值为 1 ~ 10 mT/m 量级，即 0.1 ~ 1 GaUSs/cm。梯度场的目的是提供成像的位置信息。目前设计的特殊磁场梯度有 3 种，一是层面选择梯度，二是频率编码梯度，三是相位编码梯度。这 3 种磁场梯度的设计不仅取决于任何一种的物理差异，也取决于采用的特定脉冲序列。3 种磁场梯度的任何一种均可用以完成这 3 项作用之一。

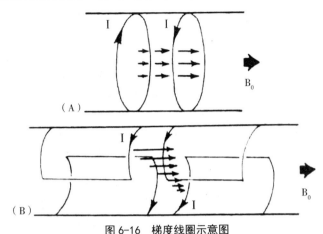

图 6-16　梯度线圈示意图

（A）梯度场与外磁场 B_0 平行；（B）梯度场与外磁场 B_0 垂直

　　磁场梯度的方向均按 3 个基本轴线（X、Y、Z 轴）的方向。但联合使用梯度场亦可获得任意斜轴的图像。与匀场线圈不同，磁场梯度可随时开关，在整个脉冲序列中可有不同的幅度。梯度改变的幅度与速率必须精确调节，需在计算机直接控制下供应适当的电流，与多层面常规自旋回波成像相比，多数迅速采集数据的方法均需要梯度场迅速变化。也就是说，对梯度场及其供电系统有很高的技术要求。

　　与外磁场 B_0 相比梯度磁场相当微弱，但它却提供了扫描物体的空间分辨力。在 JArmor 方程上，$W_0 = \gamma B_0$，即质子的共振频率等于其旋磁比与外磁场强度的乘积。外磁场的轻微变化必然使受检组织的共振频率发生相应的变化。在固定的外磁场上附加一个线性的梯度场，就会在受检物体上形成不同共振频率的空间坐标。以 1.0 T 的磁场为例，采用两组线圈通以不同方向的电流，在磁体两侧即形成 0.0 025 T 的磁场差（梯度），一端为 1.0025 T，另一端为 0.9975 T，中心为 1.0 T_2 位于 1.0 T 处氢质子的共振频率为 42.5771 MHz，位于较高场强端氢质子的共振频率为 42.6835 MHz，位于较低场强端者为 42.4706 MHz。选用不同频率的射频脉冲去激励相应位置的氢质子，就可以选择层面。控制梯度场的大小及 RF 脉冲的带宽就可以选择层厚。

　　在 X、Y、Z 三个方向上施加的梯度磁场可以对冠状、矢状与轴面进行层面选择。三个梯度场中之一作为层面选择梯度，另外两个分别做频率编码与相位编码。例如将 X 方向上的梯度场 Gx 用于层面选择，在施加 RF 脉冲与 Gx 脉冲后 X、Y 层面上的氢质子产生共振。此时立即施加频率编码梯度 GY，沿 Y 轴进行频率编码，由于处在磁场不同位置的质子共振频率不同，从而可以确定它们在 Y 轴上的位置。在 Z 轴方向上进行相位编码，处在较强磁场端的质子进动快，处在较弱磁场端的质子进动慢，根据相位编码可以确定不同进动速度的质子的位置。频率编码与相位编码可对每个体素进行空间定位，而在施加梯度场后每个体素与成像的像素是对应的，它们发出的 MR 信号幅度就是图像上的黑白灰度。

　　磁场梯度系统是磁共振的核心之一，其性能直接关系到成像质量，下列几点应特别注意。①均匀容积：标准鞍形线圈的容积内仅 60% 能达到磁场均匀度的要求，该容积位于孔洞的中轴区。线圈的均匀容积区越大，成像区的限制越小；②线性：是衡量梯度场平稳度的指标。非线性百分比越高磁场准确性越差，图像边缘区产生的暗影与解剖变异越明显。一般梯度场的非线性不应大于 2%；③梯度场强度与变化幅度：与图像层厚和扫描野有关。梯度场强可变就能选择不同的扫描野，并可选择不同的空间分辨率，还可影响扫描时间。梯度放大器的性能主要取决于梯度场强与变化幅度。梯度场强度一般为 1 Guass/1 cm；④梯度场启动时间：快速扫描要求从启动至达到额定值的时间越短越好。一般梯度场启动时间为 1 ms。

四、射频线圈及其电子学

　　射频系统用来发射射频脉冲，使磁化的氢质子吸收能量产生共振（激励）；在弛豫过程中氢质子释放能量并发出 MR 信号，后者为检测系统所接受。由此可见，射频系统主要由发射与接收两部分组成，其部件包括发射器、功率放大器、发射线圈、接收线圈及低噪声信号放大器等。

1. 发射器

射频脉冲是诱发磁共振现象的主导因素，它由能产生宽带频率的频率合成器发出，既需要发射波有精确的时相性，又需要复杂而准确的波形，整个过程需要由计算机控制。应当指出的是，它产生的频带围绕着 Larmor 频率左右，并非恰好等于 Larmor 频率。这些发射波由射频（RF）线圈放大并发射出去。发射线圈也可作为接收器，接收进动原子核发出的放射波，当然也可采用第二个线圈担任接收功能。一般发射器的功率为 0.5 ~ 10 KW，合格的发射功率应能激励所选层面内的全部质子，以取得最大的信号强度。由于人体外形、重量与组织类型不同，对射频功率的要求也有所不同，因此高场强磁共振机通常需要先测定患者的体重，以供计算机选用不同的发射功率。

每种原子核的共振频率 $W_0 = \gamma B_0$（旋磁比 × 外磁场强度），不同原子核的旋磁比不同，在相同外磁场条件下彼此的共振频率必然不同。例如在 1.0 T 条件下氢核的共振频率为 42.58 MHz，钠核为 11.26 MHz，要想做多种原子核的共振波谱，发射器与接收器的频率范围必须较宽。

2. 全容积线圈

MRI 主要有 2 类线圈，一是全容积线圈，二是局部或表面线圈。全容积线圈激励与接受很大容积组织的信号，如头部线圈与体部线圈。表面线圈仅激励与接受小容积组织内的信号，但信噪比相当高，如眶部线圈、膝关节线圈等。

全容积线圈有 2 种常用的形状，一为螺旋管形（图 6-17），一为马鞍形（图 6-18）。近年来又设计出轨迹圆筒形与鸟笼形线圈。在选择线圈时应当记住，线圈产生的发射波的 B_1 成分（射频成分）必须与外磁场 B_0 垂直。螺旋形线圈用于外磁场与患者身体长轴垂直的磁体，如永久型磁体。马鞍形线圈用于外磁场与患者身体长轴平行的磁体，如超导型磁体。

3. 正交线圈

正交线圈可产生环状极性发射波。它的两个相等的线圈转动时彼此相差 90°。单一线圈产生的线性发射波与环形极性发射波不同。环形极性线圈有几个优点，一是信噪比增加，二是 RF 产热减少，三是改善了体部 RF 场的均匀性。

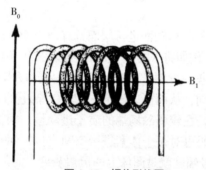

图 6-17　螺旋形线圈

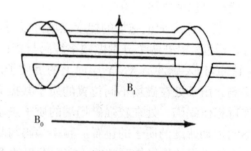

图 6-18　马鞍形线圈

4. 表面线圈

局部或表面线圈仅能显示小容积的解剖结构，但信噪比极高，能在较短时间内得到与体部线圈相同的分辨率，或在同样时间内提高局部的分辨率。

为了理解表面线圈的功能，必须首先了解噪声的来源。在场强 >0.3 T 的磁场中主要来自两方面：①体内电解质的盲目运动；②体内带电荷分子的盲目运动。这些盲目运动在线圈内诱发出电压，叠加在进动原子核诱发的电压（信号）上，即引起所谓"噪声"。从整个容积中接收信号的线圈，也从该容积中接收噪声，并将后者叠加在 MR 图像上。因此，任何小的感兴趣区都含有整个容积的噪声。如果仅仅接收一个小区域的信号与噪声，信号衰减量仅为该局限区者而非减去整个容积的噪声。噪声的其他来源还有：①带双极电动量分子的盲目的布朗运动；②线圈本身的电阻。如果采用良好的线圈这两种噪声与电解质运动产生的噪声相比可以减少到最小限度。

发射 / 接收线圈与单纯接受线圈所有局部（或表面）线圈不外乎两种类型，一是发射与接收并用的圈，二是单纯的接收线圈。局部线圈一般均有相对不均匀接收野，但例外者也有。发射/接受线圈还有相对不均匀发射野。因此，仅有一个小区域可发射精确的 90° 与 180° 脉冲，这就缩小了敏感区。单纯接收线圈与发射的 RF 偶尔。全容积发射线圈有良好的均匀性，但接受线圈与发射波之间的相互作用也能引起以下 2 个问题：①损伤接收线圈本身，因它的原设计仅能从人体中接收较少的信号；②使 RF 发射野变形，因而向感兴趣区发射的倾斜角不准确。对线形激励线圈来说，这个问题尚可解决，通过调整接收线圈的放置方向，使其 B_1 场与发射线圈的 B_1 场垂直。环形极性线圈及特殊解剖处，目前也有了相应的解决办法。为了提高表面线圈的功能，近来推出了许多种新产品。如果两个表面线圈无相互作用，其信噪比相同，可同时采集成像，那么就能用于检查对称的解剖部位，如双侧颞颌关节、双侧膝关节半月板，这种线圈已经问世。

在选用表面线圈时应尽量贴近感兴趣区，才能提高信噪比，获得高质量的 MR 局部图像。直径小的线圈比直径大的线圈信噪比高。对距离表面线圈较远的部位，大口径线圈的信噪比略高于小口径线圈。例如检查距离表面仅 2～3 cm 的颞颌关节，采用 5 cm 口径的表面线圈比采用 10 cm 口径的表面线圈效果好。检查整个膝关节可采用能包裹全膝的小型鸟笼样表面线圈。如果仅检查一侧半月板，应采用小型圈状表面线圈，贴近在半月板表面即可。增大表面线圈的口径并不能改善对深层组织的分辨力，因而限制了表面线圈在内脏的应用。

5. 接收器

信号从接收线圈传到预放大器，旨在增加信号强度，以免后处理过程减弱了信噪比。信号从预放大器传至相位敏感检测器，发生解调作用，从信号中减去接近 Larmor 频率的无关波形，使信号呈千赫范围，然后经计算机处理并转化为 MR 图像。

五、计算机及数字处理

计算机系统是仅次于磁体的昂贵部件，性能要求大大高于 CT 所用的计算机。目前 MR 扫描机多采用小型计算机，如 VA Ⅻ/750、Eclips140 等型号，内存能力在 1 兆字节以上。计算机主要外部设备包括：①阵列处理机，用于数据处理及二维傅立叶转换；②磁盘，存储 500 兆字节以上，数据传输速度为 1.2 兆字节/秒以上；③磁带机，用于存储图像及原始数据；④ MR 处理器，包括表格存储器、时控板及海量存储器；⑤图像存储显示器，MR 图像与原始数据存在磁盘、软盘与磁带里，通过显示屏可随时显示；⑥操作台，分主诊断台与卫星诊断台两种，前者控制扫描，后者评价图像，部分功能可在两个诊断台上同时进行。

计算机不能直接运算 MR 信号，信号必须首先转换成具体的数字，这一任务由模拟—数字转换器（ADC）完成，它采集自旋回波等信号，按具体的间隔，并给予每一个采集间隔以数据。采集的标准时间间隔为 5～20 μs。采集一个自旋回波的处理时间，称为采样时间或窗。采样窗的间期（ms）等于采样间隔（μS）×采集次数（一般为 256）。在一定梯度场中，观察野的大小取决于采集间隔期限。在一定的观察野中，空间分辨率取决于窗的长度。如果采集窗长，T_2 弛豫作用也影响分辨率。

计算机控制系统称为中心处理单位（CPU）。图像重建在第二个相连的计算机上进行，称为阵列处理机（AP）。它能同时处理大量数据并迅速进行傅立叶转换。计算机运算的最后结果是一个数字阵列，然后按灰阶的数值排列组合成 MR 图像，并显示在屏幕上。多数 MR 扫描机在电视屏显像前还对数字资料进行了一定程度的调整，以提高图像的质量。

一旦重建成 MR 图像，数据即进入磁盘以短期保存。从磁盘中可提取数据进入磁带以长期保存。用数字光盘存储量更大，也更易于提取图像。

第三节　MRI 的适应证与禁忌证

磁共振扫描主要使用强磁场与射频脉冲，目前使用的磁场强度为 0.15～2.0 T，相当于 1 500～20 000 GaUSs。使用强磁场的目的是使人体组织内的原子核磁化。使用射频脉冲的目的是给予磁化的原子核一定

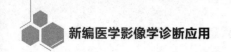

的电磁能。人体原子核接受了电磁能在弛豫过程中又释放出来，并形成磁共振信号，电子计算机将 MR 信号收集起来，按强度转换成黑白灰阶，按位置组成二维或三维的形状，灰阶与形状最终组成 MR 图像，供临床诊断与分析。由此可见，磁共振检查不像 CT 扫描那样要受到 X 线的辐射损伤，它是一种崭新的无创性的影像学检查手段，对患者既安全又可靠，不会造成任何损害。

一、患者受检前的准备

在进入强磁场检查室之前，医生应对患者做适当的解释工作，以消除其思想顾虑。

1. 详细询问现病史与既往史，结合申请单上临床医师查出的症状、体征、实验室检查及拟诊，确定扫描部位及层面选择，以便有的放矢地查出病变的部位、范围与性质。

2. 询问并检查患者是否有心脏起搏器、神经刺激器、人工心脏瓣膜、眼球异物及动脉瘤夹，发现这些物品者不要进行检查。

3. 进入检查室以前取下患者身上的一切金属物品，如假牙，发卡、戒指、耳环、钥匙、钢笔、手表、硬币等，这些物体会造成金属伪影，影响成像质量。信用卡、磁盘、磁带也应取下，否则会发生去磁损坏。检查眼部前应洗掉眼影等化妆品，检查盆腔应取出妇女卫生巾及避孕环，否则也会因伪影而影响诊断。

4. 幼儿、烦躁不安与幽闭恐惧症患者应给予适量镇静剂，如水合氯醛、安定等。

5. 使患者尽量舒适地平卧在检查台上，盖上棉毯以保持温暖。

6. 预先向患者解释检查过程中的一些现象，如梯度场启动会有噪声，使患者能安心静卧，平稳呼吸，如有不适可用话机与医生交谈。

7. 中风脑瘤伴颅高压者应先采取降颅压措施，否则患者仰卧会因喷射性呕吐而造成窒息与吸入性肺炎。由于检查时间较长，为预防意外，可侧卧位扫描。

二、安全性问题

由于磁共振采用强磁场，在使用过程中需特别注意以下几个问题。

1. 医用磁共振扫描仪的场强均在 2.0 T 以下，对人体并无有害的生物学效应。虽然梯度磁场引起的场强变化可使受激励组织发生生物电流感应，但电流强度十分微弱，远远低于能够刺激心脏、神经细胞与肌肉纤维所需要的强度。目前认为，外磁场强度应限制在 2.0 T 以下，启动梯度磁场应限制在 3.0 T/s 以下，射频脉冲的功率应限制在 0.4 W/kg 以下。

2. 即使微弱的磁场也足以造成心脏起搏器及神经刺激器失灵，因此带有上述装置者禁止进入磁共振室。

3. 在强磁场内的射频脉冲可使受检组织与植入体内的金属物体温度轻微上升。较大的金属物，如人工髋关节与哈氏棒，具有导电性，温度可上升 1～2℃。

4. 动脉瘤夹含镍量较高，在强磁场中会产生较大的扭矩，有导致动脉瘤破裂的危险。

5. 迄今尚未发现医用磁共振设备引起人体基因的变异或婴儿发育障碍，但检查妊娠期妇女应十分慎重，一定要做磁共振者应尽量减少射频次数及发射时间。

6. 心电监护仪、人工呼吸机、心脏起搏器等抢救设备不能进入强磁场的检查室，因此危重患者应避免在抢救期受检。

7. 超导型 MR 扫描仪采用液氦与液氮制冷，密封管道一旦漏气，氦气上升，氮气下沉，使正常空气层逐渐变窄，影响患者的氧供，应随时注意检查。

三、中枢神经系统磁共振检查的适应证

中枢神经系统位置固定，不受呼吸、心跳、胃肠蠕动及大血管搏动的影响，运动伪影很少，而磁共振又无骨质伪影的干扰，所以 MR 对脑与脊髓病变的效果最佳。总起来说，中枢神经系统的器质性病变往往都有相应的磁共振特征，有的表现为形态学改变，有的表现为信号异常，有的形态与信号均有改变，结合病史、临床改变与化验检查，大多数病例可以做出定位与定性诊断。

1．脑血管病变

（1）缺血性中风如动脉粥样硬化性脑梗死、腔隙性脑梗死、分水岭脑梗死等，MR 均比 CT 敏感而特异。MR 对显示出血性梗死有独特的价值。

（2）出血性中风如大灶性脑出血、小灶性脑出血、脑叶出血、蛛网膜下腔出血、硬膜外血肿、硬膜下血肿等，MR 均可显示。在高场强条件下 MR 能显示血肿内含氧血红蛋白、脱氧血红蛋白、正铁血红蛋白、含铁血黄素等生化改变，能将血肿进行准确的分期诊断。

（3）双重性中风，既有脑出血又有脑梗死，在 MR 上显示得最清楚。

（4）脑动脉瘤、动静脉畸形均表现为流空血管影。MR 能显示 DSA 与 CT 均不显影的隐性血管畸形，尤其是海绵状血管瘤。

（5）静脉窦血栓形成在 MR 上可以确诊。

2．感染与炎症

各种细菌、病毒、真菌性脑炎与脑膜炎，结核性脑膜炎与肉芽肿在 MR 上均可显示，注射顺磁性对比剂 Gd-DTPA 对定性诊断更有价值。对弓形体脑炎、脑囊虫病、脑包虫病可做定性诊断，并能分期分型。

3．脑部退行性病变

MR 显示皮质性、髓质性、弥漫性脑萎缩优于 CT。MR 能诊断原发性小脑萎缩与橄榄桥脑小脑萎缩。MR 能显示动脉硬化性皮层下脑病、Alzheimer 与 PiCK 氏病、Huntington 氏舞蹈病、Wllson 氏病、Leigh 氏病、CO 中毒、霉变甘蔗中毒、甲旁低及 Fahr 氏病。MR 能显示帕金森氏综合征、Shy-Dmger 综合征、运动神经元病的异常铁沉积。

4．脑白质病变

MR 对诊断多发性硬化、视神经脊髓炎、Balo 氏同心圆性硬化、弥漫性硬化有重要价值。MR 可确诊异染性白质营养不良、肾上腺白质营养不良等髓鞘发育障碍。

5．颅脑肿瘤

脑瘤在 MR 上有形态学与异常信号两种改变，除占位效应外多数脑瘤呈长 T_1 与长 T_2 信号。脂肪瘤与含三酸甘油酯的胆脂瘤、畸胎瘤内有特征性的短 T_1 高信号。恶性黑色素瘤有特征性的短 T_1 短 T_2 信号。MR 显示肿瘤内出血尤为敏感。注射 Gd-DTPA 可分辨胶质瘤的恶性程度，并能分辨瘤组织与水肿区。

6．颅脑外伤

脑挫裂伤内的软化坏死与出血灶在 MR 上泾渭分明。外伤性脑内血肿、蛛网膜下腔出血、硬膜外或硬膜下血肿在 MR 上显影清晰且持时长久。

7．脑室与蛛网膜下腔病变

MR 能显示室间孔与中脑导水管，因而易于分辨梗阻性或交通性脑积水。MR 显示蛛网膜囊肿、室管膜囊肿、脑室内肿瘤、脑室内囊虫、蛛网膜下腔囊虫等均很敏感。

8．颅脑先天性发育畸形

MR 是显示发育畸形最敏感而准确的方法，如大脑或小脑发育不良、脑灰质异位症、胼胝体发育不良、神经管闭合障碍、Dandy-walker 综合征、Chiari 畸形、结节性硬化、神经纤维瘤病等。

9．脊髓与脊椎病变

从矢状面、轴面与冠状面上直接显示脊髓与脊椎（包括间盘）是 MR 的突出贡献。脊椎骨折、间盘损伤与脊髓受累的关系在 MR 上一目了然。MR 能对颈椎病进行分期与分型诊断。MR 显示椎管狭窄、腰椎间盘病变、脊髓结核与转移瘤相当清楚。MR 直接显示脊髓空洞、脊髓动静脉畸形、髓内出血、硬膜下或硬膜外血肿、蛛网膜囊肿均很清晰。MR 显示髓内与髓外肿瘤均优于 CT，还可显示肿瘤性脊髓空洞、瘤内出血与囊变，增强 MR 可勾画出肿瘤侵犯的具体范围。

四、体部磁共振检查的适应证

磁共振对软组织的分辨力明显优于 CT，能直接显示血管结构，能显示铁质等顺磁性物质，能分辨脂质与含水组织，这是它在体部脏器与骨骼关节肌肉系统得以推广应用的基本优势。附加呼吸门控与心

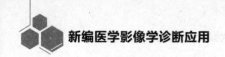

脏门控技术使磁共振可以检查肺脏与心脏，并提高腹部脏器的分辨力。但磁共振扫描时间长，检查腹部脏器时胃肠运动伪影造成的干扰较大。为提高肺脏与心脏的分辨率需加用较为复杂的门控技术以抑制运动伪影。因而腹部 MR 扫描在某些方面并不比 CT 扫描优越。

1. 五官与颈部病变

由于 MR 的软组织分辨力高，可进行矢、冠、轴多方位扫描，又无骨质伪影的干扰，在检查眼部，鼻窦、内耳、鼻咽、喉与颈部病变方面比 CT 优越；但在显示上述部位的骨质受累方面不如 CT。

2. 肺与纵隔病变

肺与纵隔的磁共振检查需加呼吸与心脏门控。由于 MR 可行冠状与矢状面扫描，因而具备了常规 X 线的优点。由于 MR 可行轴面扫描，因而具备了 CT 扫描的优点。象 CT 一样，MR 善于显示肺与纵隔内的肿瘤与淋巴结肿大，MR 还可直接分辨纵隔内的大血管与淋巴结。肺内炎症、结核、纤维化、肺大疱、胸腔积液、支气管扩张等病变，在 MR 上均可显示。

3. 心脏与大血管病变

心脏与大血管磁共振检查需加心电门控。由于快速流空效应，心腔与大血管均呈无信号黑影，其内的肿瘤呈软组织影，其内的血栓呈正铁血红蛋白独特的高信号。MR 可直接显示主动脉瘤、主动脉夹层动脉瘤等大血管病变。MR 能直接显示肥厚性心肌病、充血性心肌病、缩窄性心肌病、心包积液及室壁瘤。急性与慢性心肌梗死区呈长 T_1 与长 T_2 异常信号。MR 能显示风心病瓣膜改变，并能显示前负荷与后负荷增加所致的继发性改变。对各种先天性心脏病变如室间隔或房间隔缺缺损、法鲁氏四联症、马凡氏综合征等病理改变在 MR 上必须选择适当的层面才能显示。

4. 肝胆系统病变

MR 能诊断肝囊肿、肝海绵状血管瘤、肝癌、肝转移癌。MR 对鉴别海绵状血管与肝癌（包括转移癌）有特别重要的价值，少数 CT 增强动态扫描难以确诊的海绵状血管瘤在 MR 重度 T_2 加权像上可以与肝癌明确地加以鉴别。MR 诊断肝硬化可以借用 CT 的所有标准，但 MR 可以直接显示食道与胃的静脉曲张。MR 在显示急性肝炎方面优于 CT，但诊断脂肪肝却不如 CT，因为脂肪肝内脂肪成分与含水成分的化学位移信号相互抵消，使信号变化反而减弱。

MR 诊断急慢性胆囊炎可以借用 CT 的诊断标准，T_1 加权像与 CT 所见雷同。MR 可鉴定胆囊浓缩胆汁的能力，有助于鉴别急性与慢性胆囊炎。MR 显示胆囊癌与 CT 类似。MR 诊断胆石症似不如 CT 敏感，CT 上胆石呈高密度，而 MR 上胆石呈低信号。

MR 显示梗阻性黄疸的作用与 CT 相同，也能区分梗阻的部位，从而区分出低位梗阻性黄疸与高位梗阻性黄疸。胆管扩张在 CT 上呈低密度，在 MR 上呈长 T_1 长 T_2 异常信号。对肝内胆管扩张 MR 优于 CT，因为 CT 上扩张的胆管与肝内静脉皆呈低密度，而在 MR 上肝内静脉呈流空低信号，而淤滞的胆管呈长 T_1 长 T_2 信号。

5. 胰脏病变

胰脏是 MR 检查中比较薄弱的环节，由于 MR 扫描时间长，胃肠蠕动伪影的干扰较大。胰脏周围为脂肪，其后有大血管，其前有含气肠腔，因而化学位移伪影的干扰也比较大。MR 可以沿袭 CT 的标准显示胰腺癌、胰岛细胞瘤、急性胰腺炎、慢性胰腺炎与假囊肿形成，但并不比 CT 的影像清晰。

6. 肾脏与泌尿系统病变

肾脏周围为脂肪，后者呈短 T_1 高信号。肾脏为含水脏器，在与脂肪的交界面上因化学位移伪影，可勾画出肾脏的轮廓，在冠状面上尤其清晰。MR 可以显示肾脏的肿瘤、囊肿、肾盂积水等 CT 可以显示的病变。MR 显示输尿管与膀胱病变与 CT 雷同，但显示结石并不优于 CT。

7. 盆腔病变

MR 显示男性盆腔与女性盆腔病变均略优于 CT，因盆腔脏器不受运动伪影的干扰，MR 又能直接区分流空的血管与肿大的淋巴结，因而盆腔肿瘤、炎症均显影清晰。

8. 关节肌肉病变

MR 显示关节肌肉系统的病变明显优于 CT，对关节软骨与韧带损伤的显示更为其他影像学检查所无法比拟，因此关节肌肉病变的 MR 检查日益普及。

五、磁共振检查的禁忌证

磁共振采用高场强扫描成像，为防止发生意外，下列情况应视为禁忌证：①带有心脏起搏器及神经刺激器者；②曾做过动脉瘤手术及颅内带有动脉瘤夹者；③曾做过心脏手术，并带有人工心脏瓣膜者；④有眼球内金属异物或内耳植入金属假体者。

下述情况检查时应慎重对待：①体内有各种金属植入物的患者；②妊娠期妇女；③危重患者需要使用生命支持系统者；④癫痫患者；⑤幽闭恐惧症患者。

微信扫码
◆临床科研
◆医学前沿
◆临床资讯
◆临床笔记

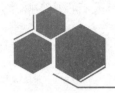

第七章　介入放射学

第一节　介入放射学基本技术

一、基本技术

介入放射学的基本技术可以用四个字简单概括，即"通、堵、注、取"。

（一）通，即管腔成形术

通，是指对体内各种管腔，如血管、消化管、胆管、气管、输卵管等，因各种原因造成的狭窄、闭塞，进行开通和恢复管腔通畅的技术。目前，管腔成形或再通主要采用球囊扩张和支架置入技术。对血管急性血栓所致狭窄、闭塞则主要采用取栓和溶栓的技术。管腔成形术除了对体内已有管腔的狭窄和闭塞进行再通外，为了达到某些临床治疗目的也可对原本没有管腔的部位进行开通、造瘘。比如为了缓解门静脉高压，经体循环的肝静脉直接穿刺至门静脉分支，建立分流通道的技术等等。

（二）堵，即栓塞术

堵，与通相反，是对体内各种异常管腔（如破裂的血管、动脉瘤、肿瘤血管、食管－气管瘘等）实施封堵、闭塞的技术。临床上各种出血的首选治疗就是栓塞，在血管造影诊断的同时进行有效的治疗。

（三）注，即注射技术

注，是将各种药物直接注入体内血管、肿瘤等病变组织的技术。除传统的药物注射，近年广泛开展的经皮消融技术也属该技术的范畴。消融技术是经皮穿刺，将化学的或物理的介质直接送达体内器官组织（主要是肿瘤），对后者进行局部毁损、灭活的技术。目前应用最多的包括肿瘤射频、微波等热消融和氩氦刀冷消融技术。

（四）取，即经皮活检、引流和异物取出术

取，是经皮获取活体组织诊断，经皮对体内异常积液、积脓引流，以及对病变和异物经皮取出的技术。

二、介入放射学的临床应用

介入放射学技术的临床应用可以概括为以下三个方面。

（一）血管介入放射学

血管介入放射学又称腔内血管治疗学或腔内血管外科学。对血管本身狭窄闭塞病变，采用管腔成形与支架置入技术恢复血管管腔通畅；对血管出血性病变如血管畸形、动静脉瘘、动脉瘤和各种原因造成的出血，采用栓塞技术治疗等。

（二）非血管介入放射学

包括利用管腔成形与支架技术治疗各种原因造成的非血管管腔狭窄，如消化管、气管、胆管等的狭窄闭塞；利用穿刺、引流术治疗囊肿、脓肿、血肿、积液和梗阻性黄疸、肾盂积水等。

（三）肿瘤介入放射学

通过血管途径进行化疗、栓塞和药物灌注，如肝动脉化疗栓塞治疗肝细胞癌等；利用经皮穿刺术对肿瘤实施物理和化学的消融治疗，如射频消融、冷冻消融和酒精消融等。肿瘤介入治疗是介入放射学最主要的组成部分，在我国开展最为广泛。

第二节　介入放射学设备与器材

一、影像监视设备

（一）血管造影机

血管造影机是介入放射学工作中最为主要和最为常用的影像设备。几乎所有血管介入放射学、非血管管腔成形术和大部分经皮穿刺引流、异物取出均是在血管造影机上完成的。血管造影机技术进步迅猛，在实时监视、图像参照、路径指导等多方面设计上都更加符合治疗的需要。但血管造影机需要对比剂的使用，对术者和患者的 X 线放射损伤是其不可避免的缺点。

（二）超声

主要作为引导穿刺的定位手段。超声波诊断仪具有使用方便和实时显像的特点。目前主要用于引导血管的穿刺、异常积液或脓肿的穿刺引流、腹部实质性脏器和体表病变的穿刺定位。但超声检查受到气体和骨骼的影响较大，不适合肺、肝脏紧贴膈下的部位等。

（三）CT

影像对比分辨率高，靶病灶或组织显示清楚。尤其是 CT 透视更加为介入放射学的开展提供了便利条件。但是由于 CT 机价格较超声昂贵，CT 下操作费时又有较大的 X 线损伤，所以临床上使用不及超声普遍。主要用于颅内出血穿刺减压治疗、肺内和骨骼病变的穿刺活检和消融治疗等。

（四）MR

随着开放型 MR 和 MR 实时监控技术的发展，MR 介入技术也在逐渐开展。但目前 MR 设备更加昂贵，受到专用无磁性介入放射学器材市场限制（价格高、货源少），尚未在临床得到广泛使用，仅在少数医院开展，前景仍不乐观。

二、介入治疗常用器材

（一）导管

在介入放射学中，导管是主要器材。根据使用目的不同，可分为造影导管、引流导管和球囊扩张导管等。一般导管直径用 F（Franch）表示，球囊长度和直径用厘米（cm），导管内径用英寸表示（图 7-1）。

（二）导丝

导丝是将导管选择性插入的重要器材。通过穿刺针的外套管利用导丝交换法送入导管，或者经导管利用导丝导向性能，将导管选择性插入。导丝的直径用英寸表示。

根据物理特性和用途的不同，导丝可分为超滑导丝、超硬导丝、交换导丝及溶栓导丝等（图 7-1）。

（三）导管鞘

使用导管鞘的目的是为了避免导管反复出入组织或管壁对局部造成损伤，尤其在血管操作时避免损伤血管壁。导管鞘由带反流阀的外鞘和能够通过导丝的中空内芯组成，用硅胶制成的反流阀在防止血液外逸同时，可以反复通过相应口径的导管，而血管壁不会受损伤；内芯较硬，前端呈锥状，以保证导管鞘可以顺利沿导丝送入。导管鞘的外套管直径用 F 表示，内芯的直径用英寸表示。

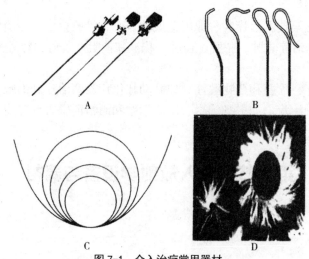

图 7-1 介入治疗常用器材
A. 穿刺针；B. 导管；C. 导丝；D. 弹簧圈

（四）穿刺针

穿刺针是最基本的器材。无论是在血管系统介入放射学，还是在非血管系统介入放射学中都需要用穿刺针先建立通道，然后才能进行下一步操作，如血管穿刺、组织活检及胆管穿刺等。

穿刺针的主要用途在于建立通道后，通过导丝导入各种导管进行下一步操作，或者直接经建立的通道获取病变组织、抽吸内容物或注入药物等。

穿刺针根据用途的不同分为带针芯的穿刺针和单纯用于血管穿刺的中空穿刺针等多种（图 7-1）。

（五）活检针

穿刺活检针一般用于非血管系统介入放射学。根据穿刺针头的形态和抽取组织细胞的方式，可分为细胞抽吸针和组织切割针两大类。抽吸针多为细针，主要用于获取细胞学和细菌学材料，包括 Chiba 针和 Turner 针。切割针有粗有细，取材较多，用于组织学检查，按其构造可分为两类：一类为具有切割作用的针尖，包括 Madayag 针和 Greene 针等；另一类为针远端具有一活检窗，如 Westcott 针。近年出现的自动或弹射式活检枪属于切割针范畴。该针使用弹射装置，在激发扳机后，切割针弹射入病变获取组织材料。活检枪使用简便、快速且减少了患者的痛苦，现在临床上广泛使用。

（六）支架、滤器

支架用于对狭窄管腔支撑以达到恢复管腔流通功能之用，广义上分为内涵管和金属支架，狭义上仅指金属支架。内涵管仅用于非血管系统，其内腔直径远小于金属支架所能达到的内径，由于管腔内沉积物的黏着，容易短期内出现再狭窄；但是可以通过介入放射学技术或内镜将其取出后，重新留置。金属支架分为自涨式和球囊扩张式，它可用于血管系统和非血管系统管腔狭窄或建立新的通道。

滤器是一种能够滤过血栓的特殊装置，通常用于下腔静脉血栓的滤过，防止肺栓塞的发生。

（七）栓塞剂

原则上讲，任何可以使血管闭塞的物质都可以作为栓塞剂。根据栓塞目的选择适当的栓塞剂，才能达到预期效果。

栓塞剂的使用原则：栓塞剂在使用时，必须保证能够在 X 线或其他影像手段下显影，释放或留置的全程必须在 X 线或其他影像手段监视下完成，否则易造成异位栓塞、过度栓塞或栓塞剂反流。

栓塞剂按性质分为生物栓塞剂、海绵类栓塞剂、簧圈类栓塞剂、可脱落球囊、组织坏死剂、黏胶类栓塞剂、微粒、微球、微囊类栓塞剂、碘油和中药类栓塞剂。按栓塞时间长短分为短效栓塞剂、中效栓塞剂、长效栓塞剂。

1. 生物栓塞剂

生物栓塞剂多数取自患者自体组织，如肌肉、皮下组织和自体血凝块等，少数取自同种异体或异种组织，如干冻硬脑膜、牛心包膜等。由于生物栓塞剂取材往往需要另作切片，甚至损伤组织，所以现在已经放弃使用。

（1）血凝块：自体血凝块是一种短期栓塞剂，可在 6 ~ 24 h 分裂消散，因此，可用于非永久栓塞。虽然如此，但是自体血凝块常常在 24 ~ 48 h 再通，有时甚至长达 14 天仍可见栓塞。自体血凝块是较早应用于临床的栓塞物之一，易取得，弹性好，便于注入，无生物适应性问题。

（2）冻干硬脑膜：冻干硬脑膜为片状，容易制备，不被吸收，具有较好的可塑性，使用时裁成 0.2 mm×0.2 mm×0.2 mm 微粒，与稀释的对比剂一同注入，无不良反应。

2. 海绵类栓塞剂

（1）明胶海绵：属于中期栓塞剂。它是蛋白胶类物质，无毒、无抗原性，是外科常用的止血剂。明胶海绵制备方便，可根据需要切割成任意大小的碎块，是最有价值的栓塞材料，且价格低廉、安全有效、有良好的可压缩性和遇水再膨胀性。

明胶海绵的栓塞机制除了机械栓塞外，其海绵状框架可被红细胞填塞，在血管内引起血小板凝集和纤维蛋白原沉积，快速形成血栓。此外，它引起血管痉挛也促进血栓形成。血管栓塞后 14 ~ 19 天开始吸收，3 个月后可完全吸收。

（2）聚乙烯醇（PVA）：属于永久性栓塞剂。它是一种海绵物质，有大小不等的孔，可压缩到 1/15 ~ 1/10 体积，遇水膨胀。

聚乙烯醇的栓塞机制也是一种机械性阻塞，使用时要用比明胶海绵更多的颗粒和更长的时间才能完成栓塞。其作用与用法同明胶海绵相似，另外具有下列特点：①不被机体吸收，自身化学降解十分缓慢，可造成血管的长期阻塞；生物相容性好，不招致严重炎性和异物反应；很少引起血管痉挛。②可压缩性和再膨胀性优于明胶海绵，利于栓塞较大口径血管，但其摩擦系数较大，注射较困难，较易引起导管堵塞。

3. 簧圈类栓塞剂

不锈钢圈属于永久性栓塞剂。在钢圈全长均附有 Dacron 线，常用的直径有 3 mm、5 mm 和 8 mm（图 7-1）。不锈钢圈的主要特点有：永久性栓塞；栓塞定位准确；能通过较细的导管完成较大直径的血管栓塞；能由 X 线平片长期随访观察。不锈钢圈常用于动静脉畸形、动静脉瘘、真性与假性动脉瘤的栓塞等。

4. 可脱落球囊

用于栓塞脑内动静脉畸形。各种可脱落球囊投放的原理与方式完全不同，常用的有 Debrun 球囊和 Serbinenko 球囊。

5. 组织坏死剂

无水乙醇是最常用的一种良好的血管内组织坏死剂。它容易取得，没有严重的全身性反应，安全可靠，栓塞后侧支循环不容易建立，因此被广泛应用。

无水乙醇具有强烈的蛋白凝固作用，能造成局部血管内皮和血管周围组织坏死，破坏与其接触的血液有形成分及蛋白质，使之成为泥浆样，阻塞毛细血管床。同时它又可以直接破坏此动脉供养的组织器官。加上继发性的广泛血栓形成，使无水乙醇成为良好的永久性栓塞剂。它的另一特点是栓塞后侧支循环不容易建立，缺点是不能作 X 线跟踪，注射时有一过性疼痛。

6. 黏胶类

多用于血管畸形的栓塞。黏胶类栓塞剂均为液态物质，操作较固态栓塞剂难控制。主要有蓝色组织胶（histoacryl blue 或 NBCA）和 EVAL（ethylene vinyl alcohol copolymer）等。

7. 微球、微囊、线段类

微球、微囊、线段类是指直径均在 50 ~ 200 μm 大小的颗粒状栓塞剂。通常将大块物质如明胶海绵、干脑膜或真丝线段处理成微小颗粒时称微粒，将某种物质如乙基纤维制成能包裹其他药物的微小囊袋称为微囊，而微小实体，如矽球、钢球等称为微球。

（1）微球（microspheres）：矽球是最早应用的微球，1978 年 kato 制成含抗肿瘤药物的乙基纤维素微球，这一方法将化疗与栓塞结合在一起，首次提出化疗性栓塞的概念。所制微球能栓塞微小动脉，克服了中枢性栓塞剂栓塞后容易在短期形成侧支循环的缺点，又弥补单纯药物灌注时，药物一冲即过的不足。

（2）真丝微粒与线段：真丝线段或微粒有良好的生物相容性，能有效地闭塞血管，加工容易、易推注，取材方便，价廉、无须进口等优点。

8. 碘油

碘油的治疗作用主要在于其能与抗癌药制成乳剂或悬浊剂，作为抗癌药物载体，使药物能以高浓度长时间潴留于肿瘤内缓慢释放，增强了药物的抗癌作用。肝动脉内注入碘油抗癌药化疗栓塞剂是临床上治疗肝癌的常用方法。

9. 中药类

白芨和鸦胆子油微囊临床应用较多。

微信扫码
◆临床科研
◆医学前沿
◆临床资讯
◆临床笔记

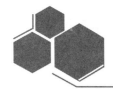

第八章　呼吸系统疾病

第一节　肺结核

一、概述

肺结核是由结核杆菌引起的肺部慢性传染病。X线检查可确定病变的部位、范围、性质以及类型，对本病的临床治疗和疗效观察起着至关重要的作用。

肺结核的基本病理改变是渗出、增殖和变质，而结核结节和干酪性坏死是结核病的病理特征。其病理演变取决于感染细菌的数量和毒力以及机体的免疫力和对细菌的过敏反应。结核病变恶化可形成酪性坏死、液化、空洞形成，或发生支气管、淋巴及血行播散。结核病变愈合则主要有吸收、纤维化、钙化、空洞愈合等。

肺结核的常见临床表现为咳嗽、咯血及胸痛。全身性症状为发热、疲乏、无力、食欲减退及消瘦等。有些患者症状不明显。痰中找到结核菌或痰培养阳性及纤维支气管镜检查发现结核性病变是诊断肺结核可靠的根据。结核菌素反应阳性对于小儿肺结核诊断有价值。

1. 肺结核分期

肺结核分为三期：

（1）进展期：新发现肺内的病变，或病灶较前增大、增多，出现空洞或原有空洞增大，痰内结核菌阳性。

（2）好转期：病变较前缩小，空洞缩小或闭合，连续3个月痰菌转阴，每月至少一次涂片或集菌法检查均为阴性。

（3）稳定期：病变无活动，空洞闭合，痰内结核菌连续检查6个胃以上均为阴性；对于空洞没有吸收的患者痰内结核菌连续阴性1年以上。

稳定期为非活动性肺结核，属临床治愈。再经过2年，如病变大小仍无变化，痰内结核菌持续为阴性，应视为临床痊愈。有空洞者需观察3年才能作为临床痊愈的判断。

2. 肺结核分类

我国肺结核的临床分类已几经修订，1998年8月中华结核病学会制定了新的结核病分类法。其内容如下：

①原发型肺结核（代号：Ⅰ型）：包括原发综合征及胸内淋巴结结核；②血行播散型肺结核（代号：Ⅱ型）：包括急性血行播散型肺结核（急性粟粒型肺结化核）及亚急性或慢性血行播散型肺结核；③继发型肺结核（代号：Ⅲ型）：本型结核是肺结核中的一个主要类型。以往分类法中的慢性纤维空洞型肺

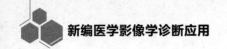

结核也并入本型，故本型肺结核包括成人肺结核的全部，可出现以渗出、增殖、干酪坏死及空洞等病变中某种类型病变为主的多种病理改变同时存在的状态；④结核性胸膜炎（代号：Ⅳ型）：为临床上已排除其他原因的胸膜炎；⑤肺外结核（代号：Ⅴ型）：按部位及脏器名称写明，如骨结核、结核性脑膜炎、肾结核等。

3. 痰菌检查

痰菌检查阳性，以（＋）表示，并注明痰检方法，如涂片为涂（＋）、涂（－），培养为培（＋）、培（－），未查者注明（未查）。

4. 治疗史

分初治、复治。既往未用药或用药少于1个月者为初治。既往用药在1个月以上者为复治。

5. 病变范围及部位

按左、右肺和上、中、下野写明。

6. 纪录程序

按病变范围及部位、分类类型、痰菌情况、治疗史程序书写。如右中，原发型肺结核，涂（－），初治。本分类法不再对每型结核分期。

二、原发性肺结核（Ⅰ型）

为初次感染而发生的结核，多见于儿童，也可见于成人。一般症状轻微，婴幼儿发病较急，可有高烧。

（一）病理与临床表现

1. 原发综合征

结核菌被吸入肺内后，在胸膜下形成单发或多发的原发病灶，病理上为浆液性或纤维素性肺泡炎症。胸片上为圆形、类圆形或斑片状边缘模糊影，或为肺段、肺叶范围的实变影。结核杆菌沿淋巴管蔓延，至所属的肺门淋巴结，引起结核性淋巴管炎与结核性淋巴结炎。在胸片上表现为肺内原发灶及肺门淋巴结增大，在二者之间有时可见条索状影，即结核性淋巴管炎。原发灶、淋巴管炎与淋巴结炎的X线表现，称为原发综合征。

2. 胸内淋巴结结核

原发灶经治疗后易于吸收，但伴有不同程度干酪样坏死的淋巴结炎愈合较慢。当原发病灶吸收后，原发型肺结核即表现为胸内淋巴结结核，仅显示纵隔或（和）肺门肿块影。若多数淋巴结增大融合则肿块边缘呈波浪状，边缘清楚者称之为结节型，伴有淋巴结周围炎而边缘模糊者则称之为炎症型。

3. 原发型肺结核转归

绝大多数（98%）原发型肺结核预后较好，原发灶可以完全吸收或经纤维化、钙化而愈合；淋巴结内干酪样坏死难以完全吸收，须逐渐经纤维化、钙化而愈合，有时仅部分愈合而成为体内潜伏的病灶；少数原发病灶可干酪样变，形成原发性空洞，或发展为大叶性干酪性肺炎；原发灶及淋巴结内的干酪样坏死物，经支气管播散到肺的其他部位形成小叶性干酪性肺炎，或经血流播散至肺内形成血行播散型肺结核。

（二）影像学表现

1. X线平片

纵隔淋巴结核在胸片上表现为纵隔肿块阴影。

单发的淋巴结增大，表现为突向肺内的肿块，以右侧支气管旁淋巴结增大为常见。多数的纵隔淋巴结增大融合可引起一侧或两侧纵隔增宽，边缘凹凸不平或呈波浪状。肺门淋巴结肿大可分为两型：边缘清楚的肿块为肿瘤型，淋巴结增大伴有周围炎症使其边缘模糊，为炎症型。如图8-1和图8-2。

2. CT表现

原发型肺结核CT成像检查主要用于发现肺门及纵隔增大的淋巴结，可发生在一侧（通常右侧多于左侧）、也可双侧，尤其可发现X线平片不易显示的气管隆嵴下肿大淋巴结。

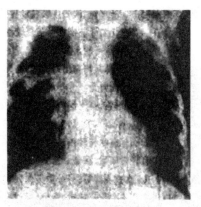

图 8-1　原发性肺结核

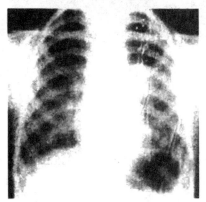

图 8-2　左肺门淋巴结核

（三）鉴别诊断

1. 原发病灶的鉴别

各种肺炎所致的片状阴影与原发病灶相似，故存在鉴别问题。各种肺炎多不引起肺门淋巴结肿大，且肺炎吸收较快，白细胞总数和中性白细胞增高。而原发病灶吸收缓慢，短期内无变化，结核菌素试验可呈阳性。

2. 胸内淋巴结结核的鉴别

胸腺肥大、恶性淋巴瘤及结节病与胸内淋巴结结核的表现颇相似，应加以鉴别。

肥大的胸腺位于上前纵隔，正位胸片表现为一侧或两侧纵隔阴影增宽，多呈三角形，可见胸腺角。而胸内淋巴结结核肿大的淋巴结多位于中纵隔，气管支气管旁，呈结节状阴影或分叶状肿块。

恶性淋巴瘤常引起双侧肺门及纵隔淋巴结肿大，且常常伴有全身表浅淋巴结的肿大，病变发展迅速，对放射治疗敏感，经放疗后肿块明显缩小。

结节病常为双侧肺门对称性多发性淋巴结肿大，边缘常较光滑，临床上结节病多见于成年人，患者常无明显症状。而胸内淋巴结结核多为一侧性，即便是两侧发病也多为非对称性，其周围常有病灶周围炎。

三、血行播散型肺结核

血行播散型肺结核又称为 Ⅱ 型肺结核，是结核杆菌经血流播散引起的肺结核病。根据结核杆菌进入血液循环的途径、数量、次数以及机体的反应能力，本型肺结核又分为急性血行播散型肺结核（急性粟粒型肺结核）及亚急性或慢性血行播散型肺结核。

（一）病理与临床表现

急性血行播散型肺结核又称为急性粟粒型肺结核。本病为大量结核菌一次或在极短期间内多次侵入血液循环而引起。肺内结节为结核性肉芽肿。结核结节位于支气管血管束周围、小叶间隔、小叶中心、胸膜下及肺实质内。急性粟粒型肺结核常见于儿童，病灶小如粟粒；结核杆菌大多来源于 Ⅰ 型肺结核淋巴结内的干酪样坏死灶；亚急性或慢性血行播散型肺结核多见于成人，系少量结核杆菌在较长时间内反复多次破入静脉血流播散至肺部所致，病灶大小不一、新旧不等；结核杆菌来源于肺或肺外器官结核病灶（图8-3）。

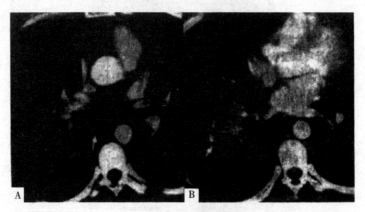

图8-3　胸内淋巴结结核

急性血行播散型肺结核可有高热、寒战、咳嗽、昏睡以及脑膜刺激等症状。亚急性或慢性血行播散型肺结核病情发展较缓慢，临床上可无明显中毒症状。

（二）影像学表现

1. X线表现

急性粟粒型肺结核病灶小如粟粒，透视下常难以辨认。胸片可见肺野均匀分布的1.5 ~ 2 mm大小，密度相同的粟粒状病灶，正常肺纹理常不能显示。适当治疗后，病灶可在数月内逐渐吸收，偶尔以纤维化或钙化而愈合。病变发展时可以发生病灶融合成小片或大片状阴影，并可形成空洞。

亚急性或慢性血行播散型肺结核系少数结核菌在较长时间内多次进入血流播散至肺部所致。X线表现为大小不一、密度不同、分布不均的多种性质的病灶。小者如粟粒，大者可为较大的结节，主要分布在两肺上、中野，下野较少。早期播散的病灶可能已经钙化，而近期播散的病灶仍为增殖性。经治疗后新病灶可以吸收，陈旧病灶多以纤维钙化而愈合（图8-4）。

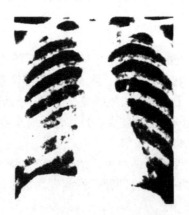

图8-4　急性血行播散型肺结核

2. CT表现

（1）急性粟粒型肺结核。CT可早予X线平片做出诊断。CT显示双肺弥漫分布之粟粒结节与支气管走行无关，HRCT可更确切地显示病变"三均匀"特点，结节影边缘清楚（图8-5）。

（2）亚急性或慢性血行播散型肺结核，CT可较X线平片更确切地显示其多种性质病灶混杂存在的特点。

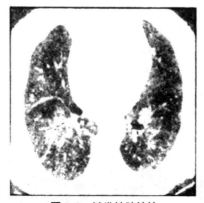

图 8-5 继发性肺结核

A. X 线表现，箭头示空洞形成；B. CT 表现，腺泡结节样病变

（三）诊断与鉴别诊断

细支气管肺泡癌和肺转移瘤等与血行播散型肺结核均呈现粟粒状结节阴影，须仔细鉴别。

1. 细支气管肺泡癌

早期可表现为孤立结节或肺炎样浸润阴影，晚期可在一侧或两侧肺野出现弥漫性粟粒样结节，结节大小不等，分布不均，以中下肺野内中带较多，结节状影可逐渐增大、融合而成为癌性实变。细支气管肺泡癌发病年龄偏大，较易侵犯胸膜，发生血性胸腔积液，并引起明显胸痛，痰及胸腔积液中癌细胞检查阳性率较高。

2. 肺转移瘤

血行粟粒性转移瘤病灶大小不一，分布不均，两肺下部较两肺上部为多，可有明确的原发瘤。

四、继发性肺结核

继发性肺结核（Ⅲ型）为成年结核中最常见的类型。多为已静止的原发病灶的重新活动，或为外源性再感染。由于机体对结核菌已产生特异性免疫力，病变常局限于肺的一部，多在肺尖、锁骨下区及下叶背段。

（一）病理与临床表现

继发型肺结核多为已静止的原发病灶重新活动，或为外源性再感染引起。此时机体对结核菌已产生特异性免疫力，病变常局限于肺的一部。由于变态反应，结核病变发展迅速而且剧烈，易发生干酪样坏死，多有空洞形成。免疫反应较强，可防止细菌沿淋巴道和血行播散，故一般不累及肺门及纵隔淋巴结，也较少引起血行播散。渗出性病变经治疗可以完全吸收，但大多数病例呈病情反复的慢性过程，可见渗出、增殖、干酪样变、空洞、纤维化和钙化等多种性质病变同时存在。

临床症状多有乏力、消瘦、低热、盗汗、胸痛、咳嗽、咯血等。如发生肺组织广泛破坏、纤维组织增生、纤维空洞形成、支气管播散以及代偿性肺气肿和慢性肺源性心脏病情加重，甚至出现肺功能衰竭。听诊患处可闻及水泡音，血沉加快，结核菌素试验可呈强阳性，痰结核菌阳性率较高，结核球一般无明显症状和体征。

（二）影像学表现

1. X 线平片

多种多样，一般为陈旧性病灶周围炎，多在锁骨上、下区，表现为中心密度较高而边缘模糊的致密影，也可为新出现的渗出性病灶，表现为小片云絮状阴影，也可呈肺段或肺叶分布的渗出性病变。肺段或大叶性渗出性病变，当机体抵抗力低下时，可发生干酪样坏死而形成大叶性干酪性肺炎，表现为一个肺段或肺叶呈致密性实变，密度较大叶肺炎高，高千伏摄片时可见大片实变中有多处虫蚀样空洞影。肺结核空洞或干酪样变的淋巴结可通过引流支气管或破入支气管而发生支气管播散，形成小叶性干酪性肺炎，表现为肺内分散的小叶性实变影。肺内干酪性病变被纤维组织包绕可形成结核球，表现为圆或椭圆形的球形病变，偶有分叶，多在肺的上野，一般密度均匀，轮廓光滑，但其内近心侧可有小空洞存在，结核球内可出现层状、环状或斑点状钙化。周围常有散在的纤维增殖性病灶，称为卫星灶。

继发性肺结核的晚期由于多种性质病变的发展、好转与稳定交替发展，可形成有纤维厚壁空洞、广泛的纤维性变以及支气管播散病灶混合存在的情况。

2. CT 表现

在显示病变特征、数量方面较 X 线平片具有一定的优势，但征象及价值与平片相同。在肺结核病诊断中作为辅助性检查方法（图 8-6）。

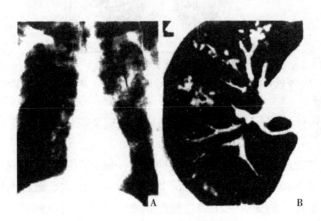

图 8-6　血行播散型肺结核

（三）诊断与鉴别诊断

浸润为主型的浸润病变与肺炎支原体肺炎和过敏性肺炎的片状阴影需进行鉴别。干酪为主型的干酪性肺炎需与大叶性肺炎进行鉴别，而结核球与周围性肺癌亦需进行鉴别。

1. 浸润型病变与肺炎支原体肺炎和过敏性肺炎的鉴别

肺炎支原体肺炎的片状阴影以肺门旁及两肺中下野多见，同时可见肺纹理增强，病变一般在 2 周左右可消失，血清冷凝集试验 60% 以上呈现阳性。过敏性肺炎为淡薄的片状云雾状模糊阴影，病变有此起彼伏的特点，多在数日内消散，血嗜酸性粒细胞增多。

2. 结核球与周围性肺癌的鉴别

周围性肺癌的球形病变与结核球的外形颇为相似，应注意鉴别。周围性肺病生长较快，肿块边缘不规则，可见短细毛刺。而结核球的边缘光整，生长较慢，中心可见砂粒状钙化，周围可见卫星病灶。

3. 干酪性肺炎与大叶性肺炎的鉴别

大叶性肺炎为肺叶性实变，其边界为叶间裂所限，病变密度均匀。而干酪性肺炎病变密度高且不均，可见多数不规则的无壁空洞。两者在临床上的表现亦各不相同。

五、胸膜炎型（Ⅳ型）

结核性胸膜炎可与肺部结核病变同时出现，也可单独发生而肺内未见病灶，前者多为邻近胸膜的肺内结核灶直接侵及胸膜所致。后者多系淋巴结中结核菌经淋巴管逆流至胸膜所致，多为单侧胸腔渗液，一般为浆液性，偶为血性。X 线及 CT 检查均可见不同程度的胸腔积液表现。

第二节　肺部炎症

肺炎可由多种病原体（细菌、病毒、支原体等）感染引起，以急性肺炎多见。根据影像表现不同可分为大叶性肺炎、支气管肺炎（小叶性肺炎）和间质性肺炎。影像学表现无法按照病原菌及病因进行分类，但可在一定程度上提示所感染病原菌的类型，如大叶性肺炎病原菌多为肺炎链球菌，支气管肺炎的病原菌多为金黄色葡萄球菌，病毒和支原体感染引起的肺炎多表现为间质性肺炎。

一、大叶性肺炎

（一）病因病理

大叶性肺炎是细菌性肺炎中最常见者，90% 以上由肺炎链球菌引起，以 3 型肺炎链球菌毒力最强。金黄色葡萄球菌、肺炎克雷白杆菌、溶血性链球菌和流感嗜血杆菌引起的肺炎也可呈大叶性肺炎表现。

病理改变以纤维素渗出为主，一般为单侧肺，以左肺下叶多见，按发展过程分为充血水肿期（病变早期）、红色肝样变期（1 ~ 2 天后）、灰色肝样变期（3 ~ 4 天后）和溶解消散期（5 ~ 10 天后）。

（二）临床表现

本病多为青壮年急性起病，突发高热、寒战、咳嗽和咯铁锈色痰。病变早期（充血水肿期）可有高热、咳嗽等症状。听诊出现捻发音和湿啰音，实变期由于肺泡腔内的红细胞破坏、崩解，形成变性的血红蛋白而使痰呈铁锈色。消散期由于渗出物液化，听诊可闻及湿啰音。病变多于两周内吸收，临床症状的减轻多较病变吸收早，少数可延迟至 1 ~ 2 个月吸收，也可迁延不愈，演变为机化性肺炎。

（三）影像学表现

大叶性肺炎的影像表现可一定程度反应其病理变化。

1. X 线

充血期 X 线检查呈肺纹理增强、透明度减低或可见淡薄而均匀的阴影，也可无异常发现。实变期可见大片致密阴影（肺实变）累及整个或大部分肺叶，可见空气支气管征。病变的形状与所在肺叶的解剖形状有关（图 8-7）。消散期病变区阴影密度逐渐减低，透亮度增加，病变吸收的不均匀致此期多表现为散在斑片状阴影。

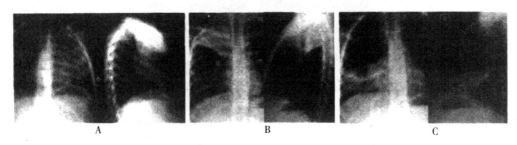

图 8-7 大叶性肺炎

A：左肺上叶大叶性肺炎，正位片右肺野均匀一致的密度增高，侧位片示病变位于左肺上叶，左肺斜裂被衬托出而清晰可见；B：右肺上叶大叶性肺炎，胸片示右肺上叶实变并肺不张，可见空气支气管征，右肺水平裂及斜裂受牵拉呈幕状；C：右肺中叶大叶性肺炎，水平裂于正位片显示较清楚，而斜裂于侧位片清晰可见

2. CT

充血期可见边缘模糊的片状磨玻璃密度阴影；实变期可见叶、段分布的大片致密阴影，空气支气管征较胸片更明显，强化可见其内灶性坏死；消散期病变吸收，呈散在、大小不等的斑片状阴影。各期均可见胸膜反应性增厚或胸腔积液。

（四）诊断与鉴别诊断要点

青壮年急性起病，突发高热、寒战、咳嗽和咯铁锈色痰，胸片或 CT 示病变累及整个肺叶或肺段，提示本病可能。大叶性肺炎实变期须与肺结核、中央型肺癌所致阻塞性肺不张及肺炎型肺癌鉴别；消散期应与浸润型肺结核鉴别。依据临床表现和 X 线检查可确诊，CT 检查多用于鉴别诊断。细菌学检查有助于确定病原菌，选择敏感药物治疗。

二、支气管肺炎

（一）病因病理

支气管肺炎又称"小叶性肺炎"，可由细菌或病毒感染引起，以葡萄球菌、肺炎双球菌和肺炎链球菌感染多见。病毒感染以呼吸道合胞病毒、腺病毒、流感病毒和副流感病毒为多见。按病理形态的改变分为一般支气管肺炎和间质性支气管肺炎两类。前者多由细菌所致，后者则以病毒为主。多数支气管肺炎在病毒感染的基础上可发生细菌感染，为混合感染。

病理改变以肺泡炎症为主，支气管壁与肺泡间质炎性病变较轻。病理基础为小支气管壁充血水肿、肺间质内炎性浸润和肺小叶渗出和实变的混合病变。病变可通过肺泡间通道和细支气管向邻近组织蔓延，呈小片状的灶性炎症，可互相融合扩大。当小支气管、毛细支气管发生炎症时，使管腔更加狭窄导致管腔部分或完全阻塞，可引起肺气肿或小叶性肺不张。病毒性肺炎时，支气管和毛细支气管壁及肺泡间隔均有水肿，管壁内有黏液及被破坏的细胞堆积。肺泡及肺泡导管、间质可见单核细胞浸润。

（二）临床表现

支气管肺炎多见于婴幼儿，为小儿最常见的肺炎，此外还多见于老年和体弱者，大多起病较急。典型的支气管肺炎常有发热、咳嗽、咳泡沫黏液脓性痰、气促、呼吸困难，病变部位可闻及固定的细湿啰音，新生儿、早产儿、重度营养不良儿身体极度衰弱者表现可不典型。轻症主要累及呼吸系统，重症可累及其他系统（循环、消化、神经系统）而出现相应的临床表现。

（三）影像学表现

1. X 线

病变多发生在两肺中下野的内中带。支气管及周围间质的病变表现为肺纹理增多、增粗和模糊。小叶性渗出与实变则表现为沿肺纹分布的斑片状模糊致密影，密度不均（图 8-8）。密集的病变可融合成较大的片状，病变广泛者可累及多个肺叶。小儿患者常见肺门影增大、模糊并常伴有局限性肺气肿。

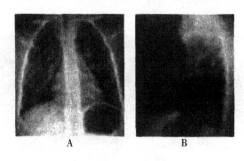

图 8-8　支气管肺炎

A: 胸部正侧位片示双肺纹理增粗，沿支气管走行分布可见点、片状阴影，边缘模糊；B：侧位示支气管束
　　增粗伴周围片状影

2. CT

两肺中部、下部支气管血管束增粗、模糊，周边散在大小不等的斑片状、结节状阴影，一般为 1 ~ 2 cm，边缘模糊，有时可见其周围由小叶支气管阻塞所致的局限性过度充气，呈 1 ~ 2 cm 大小的泡状透亮影。

（四）诊断与鉴别诊断要点

婴幼儿或年老体弱者，急性发病，高热、咳嗽、咯泡沫或脓性痰；胸片示两肺中下野内中带多发小斑片状阴影，应考虑本病，一般胸片即可诊断。年老、症状不典型者应与肺癌引起的阻塞性肺炎鉴别。CT 检查多用于鉴别诊断。

三、支原体肺炎

（一）病因病理

支原体肺炎是由肺炎支原体感染引起的呼吸道和肺部的急性炎症。为社区获得性肺炎常见的感染。病理基础为细小支气管壁、肺泡壁与其周围的浆液性渗出和炎细胞浸润，由于细小支气管黏膜的充血水肿致狭窄阻塞，导致肺气肿或肺不张。炎症可沿淋巴管扩展引起淋巴管炎和淋巴结炎。

（二）临床表现

本病秋冬时期多见，儿童和青壮年发病率高，潜伏期为 1 ~ 2 周，起病缓慢，有时有咳嗽，多为干咳，伴有黏痰，或为顽固而剧烈的咳嗽，偶有血痰、胸痛。有时表现为肌肉酸痛或恶心、呕吐、食欲不振等消化道症状。约 1/3 患者无明显症状。

冷凝集试验和链球菌 MG 凝集对本病诊断有帮助。一般于发病 7 ~ 10 天后血清凝集素效价升高，凝集价高于 1 ：32 或动态观察升高 4 倍以上有意义。

（三）影像学表现

1. X 线

早期病变呈间质炎性改变，表现为肺纹理增粗及网状阴影，病变发展可于数日后出现片絮状阴影，密度较淡，边缘模糊，多发于中下肺野（图 8-9）。

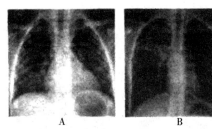

图 8-9　支原体肺炎

A：双肺下叶边界不清的模糊片状影；B：右肺上叶多发点状、斑片状影，部分相互融合

2. CT

表现为网状阴影，支气管血管束增粗，可见小斑片状模糊影沿增粗的支气管血管束分布，边缘模糊，雾状或磨玻璃状。较小的腺泡阴影和小叶阴影可逐渐融合成片状阴影。病变于 1 ~ 2 周开始吸收，一般于 2 ~ 4 周最迟 6 周可完全吸收，不留痕迹。

（四）诊断及鉴别诊断要点

1. 支原体肺炎以间质病变为主，一般不伴有白细胞计数增高。本病应注意与细菌性肺炎、过敏性肺炎和浸润性肺结核鉴别。

2. 细菌性肺炎以实质病变为主，伴有高热和白细胞计数增高。

3. 发生于上叶的支原体肺炎不易与浸润性肺结核鉴别，可于治疗后动态观察，肺结核在数周内一般无明显变化。

4. 过敏性肺炎有致敏物质接触史，阴影更为淡薄，吸收更快，可伴有嗜酸性粒细胞升高。

四、肺脓肿

（一）病因病理

由肺部化脓菌感染引起的化脓性肺炎致细支气管阻塞，小血管炎性栓塞，继发肺组织坏死液化形成。吸入性肺脓肿的致病菌多为口腔厌氧菌，血源性肺脓肿的致病菌多为金葡菌。还可由附近器官感染直接蔓延而来，如胸壁感染、膈下脓肿或肝脓肿可直接蔓延累及肺部，最常见的病原菌为葡萄球菌、链球菌、肺炎球菌等。急性肺脓肿常呈空洞表现，急性期空洞壁由坏死肺组织和肺实变组成，内有较多脓液；亚急性期主要由增生的肉芽组织构成，周围伴有一定程度的肺实变或肺泡水肿；慢性期洞壁肉芽组织逐渐被纤维组织替代，壁变薄，内容物排出，边界清楚。若支气管引流不畅，坏死组织残留在脓腔内，炎症持续存在，则转为慢性肺脓肿。脓腔周围纤维组织增生，脓腔壁增厚，周围的细支气管受累，致变形或扩张。

（二）临床表现

急性特征表现为高热、寒战、胸痛，咳大量脓臭痰。痰性状对判断病原菌类型有一定帮助。慢性肺脓肿可有咳嗽，咳脓痰或血痰，发热呈不规则型，贫血，消瘦和杵状指等。

（三）影像学表现

1. X 线

根据类型、病期、支气管的引流是否通畅以及有无胸膜并发症而有所不同。原发吸入性化脓性肺炎起病后短期内即可在肺内出现炎性浸润，呈密度高、边缘模糊的云絮状影。病变范围可以是小叶、肺段或大叶，并可在一日内扩展为两肺广泛的炎性浸润。在病变区无一般肺炎所能见到的支气管气像。病变发展，可在炎性浸润中出现脓肿，表现为含有液面的空洞。同时也可在不同部位出现大小不等的类圆形薄壁空腔，即肺气囊。一般肺气囊内无液平，但也可有少量液体。肺气囊变化快，一日内可变大或变小，一般随炎症的吸收而消散，偶可迟至数月后消失。本病易发生胸腔积液及脓胸，近胸膜的肺气囊穿破后可形成脓气胸。

继发血源性化脓性肺炎，由细菌栓子形成的腐败性肺梗死多分布在两肺的外围部分。X线表现为大小不一的球形病变，小者直径为数毫米，大者可为 1～4 cm，边缘较清楚；也可呈大小不一的片状致密影。病变中心可出现空洞及液平面。

并发脓胸者，患侧胸部呈大片浓密阴影；若伴发气胸则可见液平面。

2. CT

多呈类圆形的厚壁脓腔，脓腔内可有液平面出现，脓腔内壁常表现为不规则状，周围有模糊炎性影。脓腔壁为软组织密度，增强扫描明显强化（图8-10）。

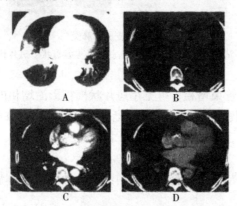

图 8-10 肺脓肿 CT 增强扫描

示右肺下叶不规则形异常密度灶，周围肺组织内可见片状高密度及磨玻璃密度（A），中央有坏死（B），增强后明显强化，中心呈环状强化（C、D）

（四）诊断与鉴别诊断要点

急性起病，高热伴咯脓臭痰患者肺部表现为厚壁空洞，含有液平，应首先考虑本病。肺脓肿应与以下疾病相鉴别：

1. 细菌性肺炎

早期肺脓肿与细菌性肺炎在症状及X线表现上很相似。细菌性肺炎中肺炎球菌肺炎最常见，常有口唇疱疹、铁锈色痰而无大量黄脓痰。胸部X线片示肺叶或段实变或呈片状淡薄炎性病变，边缘模糊不清，但无脓腔形成。其他有化脓性倾向的为葡萄球菌肺炎、肺炎杆菌肺炎等。痰或血的细菌分离可做出鉴别。

2. 空洞性肺结核

发病缓慢，病程长，常伴有结核毒性症状，如午后低热、乏力、盗汗、长期咳嗽、咯血等。胸部X线片示空洞壁较厚，其周围可见结核浸润病灶，或伴有斑点、结节状病变，空洞内一般无液平面，有时伴有同侧或对侧的结核播散病灶。痰中可找到结核杆菌。继发感染时，亦可有多量黄脓痰，应结合既往史，在治疗继发感染的同时，反复查痰可确诊。

3. 支气管肺癌

远端阻塞性肺炎呈肺叶、肺段分布。癌灶坏死液化形成癌性空洞。发病较慢，常无或仅有低度毒性症状。胸部X线片示空洞常呈偏心、壁较厚、内壁凹凸不平，一般无液平面，空洞周围无炎症反应。由于癌肿经常发生转移，故常见到肺门淋巴结大。CT、痰脱落细胞检查和纤维支气管镜检查一般可确诊。

4. 肺囊肿继发感染

肺囊肿呈圆形，腔壁薄而光滑，常伴有液平面，周围无炎性反应。患者常无明显的毒性症状或咳嗽。

五、肺部真菌感染

（一）病因病理

肺部真菌感染较少见，通常发生于免疫功能低下、长期应用激素和抗生素或经常接触发霉物质者。常见的致病菌有放线菌、奴卡菌、白色念珠菌、隐球菌和组织胞浆菌。感染途径有内源性，如白色念珠菌；外源性，如奴卡菌和隐球菌；继发性，如放线菌。病理基础为炎性渗出、坏死、化脓、结节性肉芽肿和真菌球形成。

（二）临床表现

临床上有发热、咳嗽、咳痰、咯血、胸痛和呼吸困难等症状。

（三）影像学表现

真菌病的影像表现具有多样性，可表现为支气管炎、支气管肺炎、大叶性肺炎甚至肿块和空洞影，形态多变且可互相转化。不同菌种所致感染表现各异，同一菌种在不同条件下及感染的不同时期表现也不同。

X线及CT表现在急性期多以斑片状阴影为主，以中下肺野多见，边缘模糊。病变进展可呈肺脓肿样改变，形成厚壁空洞。病灶周围可伴有条索状影、胸膜肥厚粘连、肺门淋巴结肿大和胸腔积液等（图8-11）。慢性期呈慢性炎症或肺内结节改变。

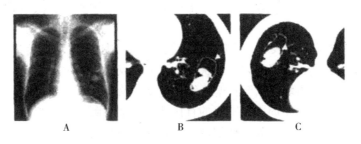

图 8-11　肺曲菌球

A：X线示左下肺野内类圆形薄壁空洞，其内见球状高密度灶，空洞内呈典型的"新月征"表现；B：CT示病灶呈长椭圆形，壁薄光整，其内含两个椭圆形高密度灶，周围肺组织可见条索状影；C：卧位扫描时，空洞内容物移动

（四）诊断与鉴别诊断要点

肺真菌感染需反复多次培养出致病菌方可确诊，但由于正常情况下呼吸道内即可存在真菌，所以真菌培养诊断亦很困难，需通过临床表现、实验室检查、影像学检查和疗效等做出综合诊断。

第三节　肺肿瘤

一、原发性支气管肺癌

原发性支气管肺癌简称肺癌，起源于支气管黏膜，是最常见的恶性肿瘤之一，近半个世纪来，其发病率在发达国家中已居男性恶性肿瘤首位。

（一）病理与临床表现

多发生在40岁以上的男性，肺癌的发病原因尚不甚明确，目前认为与吸烟、环境污染、长期接触石棉、镍、无机砷和芳香族碳水化合物、放射性物质等有关。发生在肺段支气管开口以上的肺癌称为中心型肺癌，段支气管以下者为周围型肺癌。其临床表现与肿瘤部位有很大关系，早期周围型肺癌可无任何症状，中央型肺癌侵犯较大的支气管常引起刺激性干咳，持续不愈，痰中带少量血丝、血块是肺癌的常见症状，大量咯血少见。肿瘤部分阻塞较大的支气管时，可造成远端支气管阻塞，形成阻塞性肺炎或局限性肺气肿，患者可有胸闷、哮鸣、痰多或痰呈脓性。当大支气管完全阻塞引起肺叶或全肺不张时，胸闷、气喘加重。

肿瘤晚期，特殊部位的肿瘤侵蚀、压迫邻近器官可产生一些相应的症状。如：侵犯膈神经可出现同侧膈肌麻痹，透视表现为患侧膈肌升高和反常呼吸运动；侵犯同侧喉返神经可引起声音嘶哑，同侧声带麻痹并固定在正中位；压迫上腔静脉可致头面及上肢水肿，颈静脉怒张；侵犯胸膜可致大量胸腔积液，使气喘加重；侵入胸壁引起剧痛。

（二）影像学检查方法的比较与选择

首选 X 线、CT 检查，次选 MRI、超声检查。

（三）影像学表现

1. X 线表现

（1）中心型肺癌：早期癌组织局限于黏膜，平片上往往无异常改变。当肿瘤向腔内、外生长，则可发生下述一系列 X 线表现。①管内型：在支气管体层片上可表现为管腔内息肉状或半球形软组织阴影，瘤体完全堵塞支气管时可表现为支气管截断，支气管造影可显示管腔内充盈缺损或管腔梗阻。管壁型在支气管体层片上表现为支气管壁增厚及管腔狭窄或梗阻，在支气管造影片上亦可见支气管管腔狭窄或梗阻。管外型在胸片和支气管体层片上表现为围绕支气管的软组织肿块阴影，肿块可呈球形、椭圆形或不规则形状，在支气管造影片上表现为支气管狭窄。管内外混合型腺瘤在支气管体层片和支气管造影片上可兼有管内型和管外型两种表现；②支气管阻塞引起的肺内表现：肺内表现的范围及轻重取决于肿瘤发生部位和瘤体大小。支气管腺瘤较小时，胸片可表现为正常；肿瘤较大引起支气管狭窄或梗阻时可引起阻塞性肺炎、肺不张、肺气肿及支气管扩张。中央型支气管腺瘤因支气管狭窄或阻塞出现肺内表现者占该型的85%。

（2）周围型肺癌：①早期 X 线表现：早期直径一般在 2 cm 以内，此时癌组织尚夹杂着正常的肺组织，即所谓"小泡征"。X 线片上一般表现为结节状阴影，密度较淡，轮廓较模糊。另一种早期周围型肺癌发生于中等大小的支气管，癌组织沿支气管壁蔓延，并可侵及其分支，在 X 线片上显示密度较淡、边缘模糊的小片状阴影；②肿块阴影是周围型肺癌的直接征象，常为圆形或椭圆形，较典型者呈分叶状，为周围型癌的重要征象。另一重要征象为脐样切迹，在肺癌肿的肺门方向局部凹陷形成切迹，实际上也是分叶征象的成因之一。癌肿的晚期肿块较大，一般在 3 ~ 5 cm 或更大，多数肿块的轮廓比较清楚，但其边缘常有较细小的毛刺状阴影，是因癌组织浸润所致；而有的轮廓清楚光滑呈球形，是因为瘤体的增长压迫，使周围肺组织萎陷，形成假包膜。极少数瘤体内部可出现钙化；③癌性空洞：癌组织坏死、液化经支气管排出后形成空洞。癌性空洞常为单发、壁厚、偏心性，内壁凹凸不平，无明显液面；④癌肿邻近肺野及胸膜的改变。癌肿阻塞小支气管，引起小节段肺炎、肺不张及纤维索条样病变，使癌肿近胸膜侧边缘模糊，由于癌性淋巴管炎，出现肿块至肺门的条索状影。当瘤体位于胸膜下，牵拉邻近胸膜出现"V"字形及星状阴影，称为胸膜凹陷征。局部胸膜改变出现兔耳状阴影时，称兔耳征；⑤肿块增大速度较快。

（3）特殊类型的肺癌：①纵隔型肺癌：即中心型肺癌致完全不张的肺叶将肿块及肿大的淋巴结完全包裹，形成致密块状影紧贴纵隔；②浸润型肺癌：即周围型肺癌与阻塞性肺炎混在一起，呈现浸润阴影，但某一部位仍可显示肿块的边缘；③细支气管肺泡癌：目前认为是周围型肺癌或浸润型细支气管癌肺内广泛转移所致。表现为两肺广泛分布的粟粒状结节影，直径在 1 ~ 3 mm 之间，以两下肺及肺门部数量较多；④肺癌转移引起相应部位的改变。

2. CT 表现

（1）中心型肺癌的 CT 表现：①支气管壁的增厚、管腔狭窄和病变范围的大小可无直接显示；②肺门肿块是进展期中央型肺癌最直接、最主要的影像学表现，呈结节状，边缘不规则，也可有分叶征象及毛刺，同时可见阻塞性改变；③支气管阻塞征象包括阻塞性肺气肿、阻塞性肺炎、阻塞性肺不张和黏液栓塞；④肺血管改变：癌组织直接侵犯或压迫邻近血管，导致血管变形、狭窄、形态不规则，甚至中断；支气管梗阻，出现肺不张时相应肺内血管移位；⑤胸腔积液：多在患侧且不产生明显占位效应；⑥肺门和纵隔淋巴结转移：随着快速 CT 及螺旋增强 CT 扫描的应用，明显提高了肺癌及纵隔淋巴结转移的检出率，比常规 X 线要优越得多。

（2）周围型肺癌：①空泡征：肿瘤直径小于等于 3 cm 的周围型小肺癌多见，常见于瘤体中央，少数近边缘，直径多为 1 ~ 3 mm，一个或多个，多者呈蜂窝状；②支气管充气征：亦多见于小肺癌，瘤体内管状低密度影，长短不一，有的可见分支；③钙化：表现为细沙状，分布弥散或偏瘤体一侧；④空洞：典型者为厚壁或厚薄不均，内壁凹凸不平，或呈结节状，外壁呈波浪状或分叶，多数为中心性少数为偏心发生，大小不一；⑤毛刺征：表现为自病灶边缘向周围肺伸展，呈放射状，无分支的细、短线条影，近瘤体处略粗；⑥分叶征：表现为肿瘤边缘凹凸不平，呈花瓣状突出；⑦胸膜凹陷征：指脏层胸膜被瘤体内纤维瘢痕组织收缩拉向瘤体，凹入处与壁层胸膜间构成空隙被生理性液体充填；⑧增强扫描：瘤体呈均匀、不均匀或外周性强化。

3. MR 表现

对于肺癌的诊断适用于如下几种情况：临床上确诊肺癌，需进一步了解肿瘤的部位、范围，特别是了解肺癌与心脏、大血管、支气管、胸壁的关系，评估手术切除的可能性；疑为肺癌而胸片及 CT 均为阴性者；了解肺癌放疗后肿瘤复发与肺纤维化的情况。

（四）诊断要点

依据临床症状、体征及影像学表现一般可诊断。CT 及 X 线导引下介入穿刺及纤维支气管镜活检和脱落细胞学检查可获得病理诊断。

（五）鉴别诊断

中央型腺瘤应与支气管肺癌、良性肿瘤、凝血块和黏液栓引起的支气管阻塞鉴别；周围型应与结核瘤、周围型肺癌鉴别。

1. 中央型腺瘤与中央型支气管肺癌的鉴别

（1）发生部位：支气管腺瘤好发于肺叶以上较大支气管，肺癌多发生于肺叶和肺叶以下支气管。

（2）支气管腺瘤 X 线多表现：为支气管内软组织阴影；肺癌多表现为支气管管壁增厚、管腔狭窄或梗阻。

（3）支气管腺瘤病程较长，肺癌病程较短。

2. 周围型腺瘤与结核瘤、炎性假瘤、周围型肺癌的鉴别

周围型支气管腺瘤有时与周围型肺癌很难鉴别，如果周围型肺癌出现边缘毛刺、胸膜凹陷等征象，与周围型支气管腺瘤的鉴别困难会少些。一般来说，腺瘤均小于 5 cm，而肺癌则可以大于 5 cm，周围型腺瘤与结核瘤的不同点是肿瘤阴影周围无卫星病灶。无卫星灶的结核瘤与腺瘤鉴别较困难。周围型腺瘤与炎性假瘤鉴别有时较困难。

（六）治疗方法的比较与选择

手术治疗为肺癌的首选治疗方法，对于早、中期肺癌及部分无明显禁忌的晚期患者亦可在充分准备（如：术前化、放疗，纠正一般情况等）的情况下行手术治疗。对于晚期患者可以根据病理类型和病变的部位、肿瘤的敏感程度、患者的一般情况酌情选择化、放疗，亦可作为手术前后的辅助治疗。对一些特殊病理类型的肺癌，如小细胞肺癌等，可先化疗，再手术，术后再结合化疗及其他治疗。免疫及中医治疗，可作为以上治疗的辅助治疗。综合治疗可以显著提高肺癌的 5 年生存率。不能手术者亦可行导管介入治疗、电化学治疗等。

二、肺转移瘤

（一）病理与临床表现

约有 30% 的恶性肿瘤可有肺部转移。肺转移瘤可分为血行性和淋巴性转移，经血行性转移较多见，由于全身各部的血液都经过肺循环毛细血管的过滤，因而很多部位的恶性肿瘤细胞都可通过静脉系统的回流形成肺部的转移性肿瘤。肺淋巴性转移多见于乳癌及胃癌，转移方式有两种：①先有肺内血行转移病灶，然后以肺的淋巴管引流到肺门淋巴结；②先转移到纵隔淋巴，以后逆行到肺门淋巴结及肺内淋巴管。肺转移瘤常无症状，部分患者可有咳嗽、胸痛、咯血及气短等非特征性症状。

（二）影像学检查方法的比较与选择

首选 X 线检查，次选 CT 检查。

（三）影像学表现

1. X 线表现

（1）血行性转移：常显示为大小不一的多发性圆形致密阴影，密度均匀，病灶轮廓大都清楚，以两肺中下部较多见。单个病灶通常轮廓清楚，比较光滑，可有分叶征象。颗粒性转移较少见，为一次大量的或短期内多次癌细胞播散所致，多见于血供丰富的原发肿瘤。

（2）淋巴性转移：典型 X 线表现为肺门与气管、支气管淋巴结肿大，肺纹理呈网状增多，沿纹理有细微的串珠状阴影和细小的结节状阴影。其病理基础是淤积扩大的淋巴管和淋巴管内的癌结节。间隔线在淋巴性转移时经常出现，它反映了间隔的淋巴淤积、水肿和增厚。另外，有病例除了上述淋巴转移表现外，同时伴有血行转移病变。

2. CT 表现

（1）结节型：又分为多发结节型和单发结节型，两中下肺野外 1/3 带或胸膜下弥漫分布的多发小结节影。大小从几毫米到几厘米不等，密度一般均匀，边缘光滑，呈球形，与周围肺组织分界清楚。

（2）肿块型或肺炎型：类似于原发性肺癌或肺炎，肿块型通常为孤立病灶，但也有多发的，边缘光整或不规则，密度均匀，边缘可有分叶，毛刺少见。肺炎型边缘模糊，往往局限于一肺叶，也可为散在多发斑片状模糊影。

（3）淋巴管型：为淋巴管转移性肺癌的常见表现，常伴肺门淋巴结肿大，并可见自肺门向肺野做放射状分布的树枝状或索条状影。高分辨率 CT 上呈网状结节影，通常沿支气管及分支分布。

（4）粟粒播散型：两侧肺野可见无数细小结节，呈粟粒样，大小为 2 ~ 5 mm 不等，边缘清楚。

（5）肺门纵隔肿块型：为肺门区或纵隔淋巴结肿块影，边缘光滑有分叶。

（6）混合型：指上述两种以上类型同时存在。

（四）诊断要点

如有明确的原发病灶，诊断较易。其他转移瘤的肺内 X 线表现提示肿瘤的来源，有利于寻找原发灶。

（五）治疗方法的比较与选择

在治疗原发灶的同时，采用化疗，单个病灶可考虑手术切除及放疗。当原发病灶手术切除后，或只做姑息的放射治疗、抗癌药物治疗，转移灶有时自行消失。

三、肺和支气管腺瘤

（一）病理与临床表现

起源于较大的支气管黏膜腺体，女性多见，发病年龄多在 20 ~ 40 岁之间。形态似良性，但可侵犯邻近组织，也可发生淋巴结转移，有人认为应归入恶性肿瘤。患者如长期咳嗽，反复发作肺炎及咯血，应考虑手术切除。

（二）影像学检查方法的比较与选择

首选 X 线检查，次选 CT 及 MR 检查。

（三）影像学表现

1. X 线表现

依肿瘤的发生部位有不同表现。中心型腺瘤向腔内生长者，可引起所属肺叶或肺段不张或气肿，以及阻塞性肺炎；当腺瘤侵犯支气管壁向腔外发展，可形成肺门肿块，支气管被推压移位和支气管腔狭窄；肿瘤向腔外生长者，大部分位于肺内，显示为圆形肺肿块阴影，外形整齐，边缘光滑；周围型腺瘤表现为肺野内球形病变。轮廓清楚，整齐光滑，密度均匀，不形成空洞，钙化很少见。肿瘤发展缓慢，肿块阴影的大小可在较长时间内不变。

2. CT 及 MR 表现

CT 及 MR 对于管腔内腺瘤的显示具有传统 X 线不可比拟的优越性，取代了断层及支气管造影。

（四）诊断要点

主要根据影像学表现，中央型可通过纤维支气管镜活检确诊。部分病例需手术后诊断。

（五）鉴别诊断

当肿瘤仅限于支气管腔内时，肺部平片只能看到支气管阻塞引起的肺炎及肺不张，不能显示支气管内肿瘤。体层摄片和支气管造影均可以显示支气管腔内存在病变，支气管镜检查是重要的诊断方法，但应避免做活组织检查，以免大量出血。

（六）治疗方法的比较与选择

多为良性，预后较好，手术切除为根治疗法。

四、肺及气管、支气管良性肿瘤

肺及气管良性肿瘤占肺孤立性病变的 8% ~ 15%，目前多按肿瘤来源分类，原发气管肿瘤少见。

（一）病理与临床表现

1. 上皮细胞肿瘤

（1）乳头状瘤：发生于儿童，可多发，偶可弥漫性生长。

（2）息肉：类似上呼吸道炎性息肉样变，为鳞状上皮化生、柱状上皮或肉芽组织。

2. 中胚层肿瘤

（1）脉管瘤：包括血管瘤、淋巴管肌瘤病、动静脉瘘、硬化型血管瘤。

（2）支气管肿瘤：包括纤维瘤、软骨瘤及骨软骨瘤。

3. 神经源性肿瘤

少见，包括神经瘤、神经纤维瘤及神经鞘瘤。

4. 发育性肿瘤及未知起源的肿瘤

（1）肺错构瘤，起源于支气管的胚基，是正常组织的不正常组合，生长缓慢，一般无症状。

（2）肺内畸胎瘤极少且多为良性。

（3）化学感受器瘤为非嗜铬性副神经节瘤，多为良性，恶性者表现为粟粒样浸润，诊断靠病理检查。

（4）胸腺瘤偶可位于肺内，可伴有肌无力。

（二）影像学检查方法的比较与选择

首选 X 线检查，次选 CT 检查。

（三）影像学表现

1. X 线表现

（1）错构瘤：①肺内型：肿瘤呈孤立的圆形、密度均匀的块状阴影，直径为 2 ~ 3 cm。肿块外形整齐，边缘光滑，但常可呈分叶状，与周围肺组织分界明显。约有 1/2 的病例肿瘤中的软骨成分可钙化，钙化软骨呈小点状，有的呈斑片状钙化，中心区钙化形如"爆米花"状，对错构瘤诊断具有重要意义；②支气管内型：可造成所属肺段、肺叶不张或肺气肿，也可反复出现阻塞性肺炎。

2. CT 表现

（1）软骨瘤：起源于气管软骨环，肿块位于黏膜下，基底宽，轮廓完整，常见散在钙化点。

（2）乳头状瘤：可多发或单发，起源于黏膜，轮廓毛糙，甚至可呈菜花样，可以带蒂。气管壁无增厚，增强扫描肿块钙化不显著。

（3）平滑肌瘤：位于气管黏膜下，轮廓完整，密度均匀，增强扫描尚有明显强化。

（4）血管类肿瘤：位于黏膜下，呈圆形或类圆形，也可为不规则形，外缘轮廓光滑，增强常有轻度强化，少数可同时显示颈部或纵隔其他血管性疾病，气管壁无增厚。

（5）错构瘤起源：于黏膜下，轮廓光整，密度不均，为脂肪和其他软组织成分，可有钙化。

（四）鉴别诊断

气管内良性肿瘤主要与恶性肿瘤相鉴别。

（五）诊断要点

依据影像学表现，结合临床特点可提示诊断，最后确诊往往依靠手术后病理检查。气管、支气管病变可经纤维支气管镜诊断。

（六）治疗方法的比较与选择

支气管乳头状瘤生长于较大的气管壁时，可经纤维支气管镜切除，如并发支气管扩张、肺不张等，应行手术切除。其他肿瘤应首选手术治疗。

微信扫码
◆临床科研
◆医学前沿
◆临床资讯
◆临床笔记

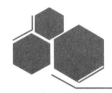

第九章　消化系统疾病

第一节　检查方法

一、普通 X 线

腹部平片：可用于观察腹腔内钙化、肾周、腰大肌脂线等。对实质性脏器的显示不理想。

仰卧位：膨胀、扩张的胃肠腔；腹腔内积液。

直立位：膈下游离气体、异常气液平。

侧卧位：危重患者观察膈下游离气体等。

倒立位：先天性直肠肛管闭锁。

腹部透视：用于观察膈肌运动情况；膈下游离气体。不能显示细微病变。

二、造影检查

钡剂造影：观察空腔脏器（咽、食管、胃、小肠、结肠）的黏膜、轮廓、蠕动、通畅性、占位病变等；造影前须做相应的消化道准备（禁食或清洁肠道）。对比剂为硫酸钡，浓度视检查目的不同而异。疑有胃肠道穿孔时禁用，梗阻时慎用，可改用有机碘。

单对比造影剂：食管造影、小肠口服稀钡法造影。

双对比造影剂：气钡双重检查技术、低张双重对比技术等。胃气钡双对比造影；小肠气钡双对比造影；结肠气钡双对比造影（对于肠套叠和乙状结肠扭转的部分病例还可实行灌肠整复治疗）。

口服胆囊造影及静脉胆系造影：禁忌证较多、现已较少使用；对比剂为碘番酸（口服胆囊造影剂）、胆影葡胺（静脉胆系造影）。

经皮经肝胆管造影：鉴别梗阻性黄疸的原因和确定梗阻部位。

治疗：胆管引流；有创性检查，禁忌证和并发症较多。

逆行胰胆管成像：诊断胰胆管梗阻性病变、胰腺疾病等。

治疗：胆总管取石、胆总管支架置入术；有创性检查，禁忌证和并发症较多；诊断作用渐被 MRCP 替代。

腹部血管造影（图 9-1）：用于诊断、鉴别诊断腹部血管性（动脉、门脉）、出血性病变以及各脏器肿瘤。

治疗：肿瘤介入治疗（酒精、碘油）、血管栓塞。

其他造影：术后造影："T"管造影。

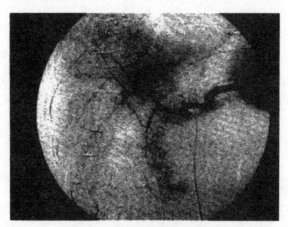

图 9-1　腹部血管造影的图像

三、CT

组织分辨率高，直观清晰。

平扫：腹部结构的基本信息；腹部脏器的形态结构异常；出血、钙化、结石、脂肪变等。

增强：实质性脏器检查均应行增强扫描。动脉期、门脉期、延迟期。

（1）增加不同组织间密度差异，清晰显示病变。

（2）了解病变血流动力学特点，利于定性诊断。

（3）发现较小的病灶，空腔脏器肿瘤周围侵犯范围。

（4）肿瘤分期。

三维重建（图 9-2）：明确腹部血管解剖；血管性疾病的诊断；腹部脏器疾病累及血管的评价；胃肠道仿真内镜成像：胃仿真内镜、结肠仿真内镜。

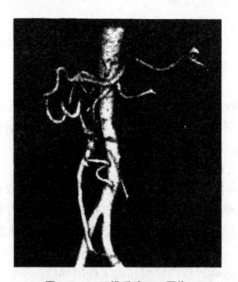

图 9-2　CT 三维重建 VRT 图像

第二节　正常影像学表现

一、普通 X 线的正常影像解剖

腹部平片（图 9-3）：腹壁与盆腔：腰大肌影；腹脂线。实质脏器：实质性脏器（肝、脾、肾）轮廓影。空腔脏器：胃泡影；肠气影。腹部各种钙化影。

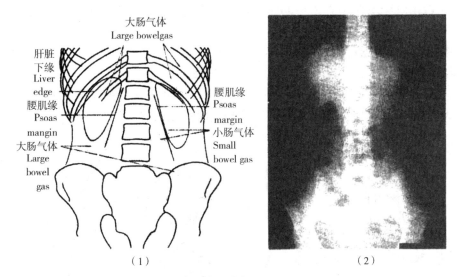

图 9-3 腹部 X 线

二、造影检查的正常影像解剖

（一）钡剂造影

黏膜相、充盈相、加压相。

1. 食管无浆膜层。正常食管及其三个压迹。

（1）主动脉弓压迹。

（2）左主支气管压迹。

（3）左心房压迹。

（4）腹平片示意图。

（5）正常腹部平片。

三种蠕动波（图 9-4）。

第一蠕动波：吞咽动作触发，有推进作用。

第二蠕动波：食团对食管壁的压力触发，有推进作用，自主动脉弓始。

第三蠕动波：食管环状肌不规则收缩形成，老年人、食管炎、贲门失弛缓症，无推进作用。蠕动波应于卧位评价，立位时靠重力排空。

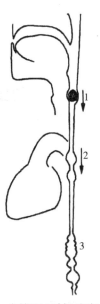

图 9-4 食管的三种蠕动波示意图

胃食管前庭（GEJ）：贲门上方 3 ~ 4 cm 长的一段食管；食管 - 胃过渡区；高压区，防止反流。

2. 胃

多采用气钡双对比检查方法。

胃的基本结构如下。

胃底、胃体、胃大弯、胃小弯、胃窦、幽门管。体位与图像之间的关系如下。胃的分型：牛角型：高张力。钩型：中等张力。瀑布型：胃泡大，胃体小。无力型：低张力（图 9-5）。

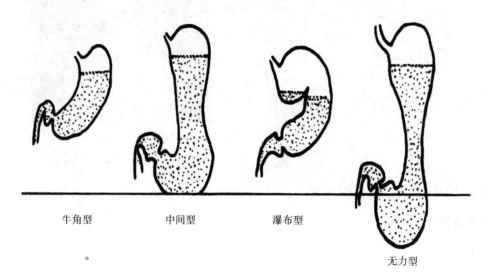

图 9-5　胃的分型

正常结构：胃黏膜皱襞，宽度一般不超过 5 mm。胃小沟，宽度小于 1 mm，细线状。胃小区，胃小沟勾画出的类圆形或多边形区域，直径 1 ~ 3 mm。

3. 小肠

十二指肠：十二指肠曲。

球部：三角形。

降部：羽毛状黏膜皱襞。

水平部：羽毛状黏膜皱襞。

4. 结肠

结肠基本结构：盲肠、升结肠、横结肠、降结肠、乙状结肠、直肠、回盲部、结肠肝曲、结肠脾曲。

（二）胆囊及胰胆管系统成像

胆管系统（图 9-6）：左右肝管、肝总管、胆囊管。

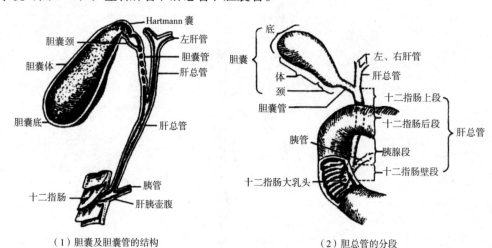

（1）胆囊及胆囊管的结构　　　　　　（2）胆总管的分段

图 9-6　正常胆管系统走行示意图

胆总管：十二指肠上段、十二指肠后段、胰内段、十二指肠壁内段、胰管。

三、CT 及 MR 的正常影像学表现

（一）肝脏病变

1. CT 检查技术

（1）检查前准备：扫描前空腹口服 500 ~ 800 mL 1% ~ 2% 的泛影葡胺水溶液或白开水。

（2）平扫：按设计范围依次扫描，一般选用层厚 10 mm，层距 10 mm。

（3）增强扫描。肝脏 CT 检查，常规应行增强扫描，其作用：①进一步发展病变，提高病变的检出率；②根据其增强特点，利于确定病变性质。有助于定性诊断及鉴别诊断；③根据所显示的肝内血管解剖，可鉴别平扫图像上的血管断面、扩张的肝内胆管断面，还是小结节病变；④增强扫描图像上可进一步显示肝静脉、门静脉及胆管等结构。

增强的方式多种，可根据 CT 机本身的功能及病变诊断要求加以选择应用。常用的有以下几种。

①团注法增强扫描：注射速度 2 ~ 3 mL/s，造影剂总量 80 ~ 100 mL。扫描范围小者，可获得较好的增强效果；扫描范围大时，可采用团注法与滴注法相结合。即用 2 ~ 3 mL/s 速度注完 50 mL 后，再改为 1 mL/s 静脉滴注法，将全部造影剂滴完。这样，可保持整个扫描过程中血液中有较高的造影剂浓度。

②团注法动态扫描：据检查目的的不同，动态扫描分为以下两种。

同层动态扫描：即在平扫或常规增强扫描发现病变的基础上，确定扫描层面。扫描时，患者屏气。每 3 ~ 5 次扫描为一组。一般行两组扫描。二组间停顿 10 s，让患者呼吸。如疑为血管瘤，此后再行延迟扫描。

此检查方法以研究病变的血流动态、增强特点，鉴别病变性质为目的。常用于肝癌，肝血管瘤的定性诊断，肝癌与其他肿瘤的鉴别诊断等。对疑难病变还可进一步绘制时间密度曲线进行分析，也是很有临床价值的。

进床式动态扫描：平扫时肝内未发现病变，而以发现病变为目的，可行进床式动态扫描。扫描范围包括整个肝脏，每间隔 10 mm 同一层面连续扫描 3 ~ 4 次。

（4）动脉造影 CT: 经股动脉插管后（SEldinger 法），将导管置于肝动脉内，根据检查目的的不同，可选用同层面动态扫描或进床式动态扫描。经导管直接注入浓度为 30% 的造影剂，注射速度 1 ~ 2 mL/s，每次 10 ~ 20 mL。于注射开始后即开始扫描，一层面连续扫描 3 ~ 4 次为一组。

若用螺旋 CT 可行全肝 CTA 检查，对发现多发小病变极有帮助。

诊断价值与限度：因肝细胞癌主要由肝动脉供血，在 CTA 图像上表现为高密度增强，具有一定的特异性，所以对诊断小肝癌有一定价值，但也有一定假阳性率，需加以识别。另外，对乏血性肝肿瘤不易检出。

（5）门脉造影 CT（CTAP）：经股动脉插管后，将导管置于肠系膜上动脉内，经导管注入造影剂，造影剂浓度为 60%，注射速度 2 ~ 3 mL/s，注射开始后 20 ~ 25 s 开始扫描，扫描方法同 CTA。

诊断价值与限度：因为绝大部分肿瘤，尤其肝细胞癌不接受门静脉供血，而正常肝组织血供 80% ~ 85% 来源于门静脉，所以 CTAP 检查可极大地提高正常肝组织的 CT 密度值，而肿瘤组织之 CT 密度值无改变或改变甚微，使两者密度差明显加大，从而提高病变检出的阳性率，提高了 CT 检出肝脏占位性病变的敏感性。

据多数国外学者报告，经与 US、MRI、血管造影、其他 CT 检查（常规 CT 增强、动态 CT、CT 延迟扫描、CTA、碘油 CT）等对照研究，发现 CTAP 在检查肝脏恶性肿瘤（尤其直径小于等于 1.5 cm 者）的敏感性方面高于其他检查技术，CTAP 能清楚地显示门静脉及其分支的走行及形态，而较为准确地判断肿瘤的位置，有助于估计手术范围及手术方式的选择。若能同时应用螺旋 CT 扫描及三维重建技术，可显示门静脉的立体结构，更能明确与直接显示肿瘤与血管的关系，对手术极为有利。

此外对 CTA 难以检出的乏血性肿瘤 CTAP 可弥补其不足。但是对检出的病变缺乏特异性表现，不能达到定性诊断目的为之限度。所以应与 CTA 及其他影像检查方法综合应用与分析。此外还应注意对肝边缘部分病变，由于受部分容积效应影响，可能漏诊；当门脉中枢侧存在瘤栓或血栓，并合并动门脉短路

所致门脉逆流时，血流不能进入末梢侧门脉，CTPA 常表现为广泛低密度区，则成为 CTPA 诊断之盲区。

（6）螺旋 CT 扫描：螺旋 CT 是近年来发展的新扫描技术，扫描速度快，并采用螺旋型扫描方式，图像的获得是连续不间断的，可在一次屏气期间完成全部肝脏扫描，从而避免了因呼吸运动造成层面上下移动而漏扫微小病灶，还可克服呼吸运动形成的伪影。

由于扫描速度的加快，于注射造影剂后在肝血管（主要门静脉）浓度最高的一段时间内完成全肝扫描，而进行肝血管的三维重建，从而更精确地了解肿瘤和门静脉的关系，以及门静脉内是否有瘤栓形成等。此外应用双螺旋技术，于一次静脉注射造影剂后，可分别在肝动脉期及门静脉期完成 CTA 及 CTAP 扫描。

方法：用高压注射器将 100 mL 60% 造影剂经静脉注入，速度为 3 mL/s，于注射开始后 20 s 让患者屏气，行第一次全肝扫描，即为动脉期肝脏增强图像；第一次扫描完成后 20 ~ 25 s（注入造影剂注入后 55 ~ 60 s），再行第二次全肝扫描，即为门脉期肝脏增强像。

诊断价值：于一次注入造影剂后能获得全肝动脉期及门脉期扫描图像，又为无创性检查，为其优越性。此外，利用两期扫描，可观察肝脏及肿瘤的血流动态，动脉期有利于血供丰富性肿瘤的诊断，门脉期利于乏血性肿瘤的诊断，双期观察尤其有利于了解肿瘤血流动力学特点。对肝肿瘤的检出、定性诊断及鉴别诊断有很大价值。

（7）碘油 CT：经股动脉插管后，将导管置于肝动脉内，并尽量超选择到供血动脉的末梢支。将 Adriamyctn 20 mg 溶于 60%Urografin 2.5 mL 内，并与 5 mL 碘油充分搅拌 5 min 后，缓慢注入导管内，其 Adriamyctn 及碘油量可根据病变大小增减。于 7 ~ 14 天后行 CT 检查。

诊断价值与限度：经肝动脉注入后，碘油能长期选择性聚集在肝癌组织中，其原因可能与肝癌组织肿瘤血管丰富，血流量大，血管形态结构异常，癌组织缺乏完整的单核吞噬细胞系统和淋巴系统以及碘油颗粒黏度大难以清除有关。Iwai、Millert 等观察到碘油主要沉积在肿瘤的血窦内以及肿瘤血管及细胞外间隙。Park 和韩国宏等研究发现癌组织内的碘油多以颗粒形式存在于细胞浆内，有时在细胞核内。肿瘤血管及肝窦内仅有少量碘油，认为碘油进入癌细胞是其能长期滞留于肝癌组织内的主要原因。

因上述机制，碘油能选择性地沉积在肝癌组织内，碘油 CT 对小肝癌的定位及定性诊断有一定价值，尤其对直径小于等于 1.5 cm 的小病灶及主瘤旁子灶其敏感性很高，且特异性也较其他方法高。同时兼有治疗作用。但是，碘油在肿瘤内的停滞受肿瘤血管多寡的影响，肝细胞癌及部分供血丰富的转移癌内可见碘油的停滞；最近病理组织学研究指出，一些早期肝细胞癌多数肿瘤血管尚未成熟而不丰富，几乎无碘油停滞现象。因此存在一定诊断限度。

此外，尚有如下假阳性情况：肿瘤末梢侧肝内可见扇形非特异性碘油停滞，胆囊周围及肝被膜下有时可见非特异性碘油停滞。这些需结合其他检查方法或追查加以鉴别。

所以碘油 CT 检查为一种与介入治疗相结合的检查方法，有一定创伤性，对技术设备的要求较高，不能作为肝癌的常规检查方法。主要用于：怀疑肝癌而其他检查方法不能明确诊断；为明确病灶数目，尤其小子灶，以利于选择治疗方案；肝癌术后，其他检查方法未能明确复发者。

2. 肝脏 CT 的适应证和限度

（1）肝脏 CT 最主要的适应证是肿瘤性病变，凡是临床或其他检查方法怀疑肝肿瘤的病例，都是 CT 检查的适应证。①在肝占位性病变中，CT 对囊肿、脓肿等液体潴留性病变的诊断价值最高，能确定病变存在部位、范围，大小。在定性诊断方面需结合临床资料，有时需和肿瘤坏死相鉴别；②在实质性肿瘤中，代表性疾患是肝细胞癌和转移癌。CT 对肝转移癌的发现率很高，转移癌中一部分其血供较丰富（肾癌、平滑肌肉瘤、绒癌等），有增强效果。有时与原发癌鉴别困难。少数肝细胞癌平扫时，与肝实质呈等密度，因此，对临床怀疑肝癌者一定行平扫及造影增强，并对可疑部分行动态扫描，观察病变区血流动态，以提高诊断率。但仍有一部分病变只根据 CT 图像不能确诊，应结合超声、核素检查及其他临床资料。此外，肝癌与血管瘤的鉴别问题，目前超声波检查发现血管瘤较多，其中 3 cm 以上血管瘤 CT 检查可与肝癌鉴别。但对小血管瘤，两者鉴别很困难，有必要行血管造影确诊；③在肝肿瘤性病变的诊断中，CT 的主要作用是对肿瘤外科手术适应证的选择。CT 检查确定肿瘤大小、范围、有无转移，及门静脉、肝静脉、下腔静脉内有无瘤栓存在，以决定有无手术适应证，这对肝癌术前检查价值很高；④近年来，随着介入性放射学的进展，对不能手术切除的肝癌行肝动脉栓塞治疗取得良好成绩。对栓塞术后肿瘤缩小、其内有无坏死以及有无复发等栓塞效果的追查和判断，CT 检查的价值也很大；⑤ CT 检查不宜作为肝肿瘤的普查及筛选。目前，最好的筛选法还是超声波检查。

（2）对肝内弥漫性疾患，CT 检查的适应证主要应考虑有特征性所见者。其中对脂肪肝和色素沉着症的诊断、治疗后效果观察以及腹水和侧支循环的情况，CT 检查有意义。

CT 检查主要能明确肝的位置、大小、形态、内部结构及与周围脏器的解剖学关系。但从 CT 图像上不能了解肝功能情况为其限度。对肝弥漫性疾患的综合判断应包括了解肝功能的内容。因此，首先应选择 ^{99m}TC 肝扫描，个别有怀疑者配合超声及 CT 检查。

3. 肝脏的正常 CT 解剖

肝脏大部分在膈下右季肋部，左叶越过中线到左季肋部。肝脏脏面向足侧、背侧及左方倾斜。肝脏的 CT 解剖应分为肝实质、肝内管状结构、系膜和沟裂、区域解剖 4 部分。

（1）肝实质：平扫时，正常肝实质的密度比腹部其他实质性脏器（脾、胰、肾）稍高，CT 值为 40 ~ 70 HU。肝实质密度比血管内血液高，因此，门静脉及肝静脉显示出线状或椭圆形（断面）的低密度结构。造影增强后，肝实质均一浓染，CT 值的上升因造影剂的浓度、注入量、注方法不同而异，其变动范围为 60 ~ 90 HU。门静脉、肝静脉在大剂量快速静脉法注入时，于开始一过性比肝实质密度高，在点滴法及快速静脉法的平衡期与周围肝实质呈等密度。

肝脏大小：根据解剖上的测量，肝左右径为 17.5 cm，前后径为 15 cm。垂直径（长径）为 16 cm。根据同位素扫描测定，于体轴平行线正中线上成年人肝左叶长径（前后径）为 5 ~ 10 cm，右叶最大长径为 11 ~ 17 cm[右锁骨中线处为（15.1 ± 2.3）cm]。

小儿肝大小，从左叶横膈顶开始测量，5 岁时为 5 ~ 6 cm，以后每长一岁，增加 1 cm。至 17 岁 ~ 20 岁时达成人大小。

（2）肝内管状结构：①肝动脉：平扫时，肝动脉的肝内分支不能分辨，快速静脉法注入造影剂增强时，肝固有动脉及左、右肝动脉分支的起始部呈高密度浓染显影；②门静脉：门静脉主干长 4.8 ~ 8.8 cm（平均 7.3 cm），横径 0.7 ~ 1.6 cm（平均 1.09 cm），在肝门处分左、右两支。右门脉在分支后 3 cm 以内分右前支和右后支，它们又各自分为上、下两亚支。左门脉向左分为横部，及与它呈直角相交向前走行的脐部。脐部又分支分别入左叶内侧段及外侧段。平扫时，左、右门脉呈粗线状低密度区，从中央走向末梢的门脉分支在横断面时呈斜行走行，呈现圆形或椭圆形低密度影。注意不要误认为低密度病变。根据上、下层面的连续性及造影增强后被浓染这一特点，可与低密度小病灶相鉴别；③肝静脉：在横膈下水平层面，右、中、左肝静脉基本呈横断方向走行注入腔静脉。平扫时，可见肝静脉主干呈树枝状低密度区，其分支在横断面上呈斜行走向，显示为圆形、椭圆形低密度区。造影增强后被浓染，根据上、下层面的连续分析，门静脉与肝静脉两者可以区分；④肝内胆管：正常时，肝内胆管在 CT 图像上不能显示。肝内胆管扩张时，显示为树枝状低密度影。因它除了左门脉脐部以外，都伴随门脉走行，所以有时不易与门脉区别。由于一般情况下胆汁密度比血液低，所以，扩张的肝内胆管比门脉密度更低。造影增强后，门脉被浓染，而胆管无增强效果，仍旧显示低密度影。

（3）系膜和沟裂：因肝系膜和沟裂周围存在脂肪结缔组织，而显示为低密度影像。肝圆韧带和镰状韧带沿正中附近、前后方位，是将左叶分为内侧段及外侧段的重要标志。静脉索沟裂位于尾叶和外侧段之间，胆囊窝脂肪组织构成肝左、右叶的界线。

（4）肝段解剖：目前对小肝癌的治疗积极开展肝段及亚段切除术。因此，明确肿瘤位于肝叶哪一段及亚段对决定手术方案是不可缺少的。CT 检查能明确门脉、肝静脉、系膜沟裂，所以能正确地确定肝的叶、段。

古典的分叶方法是以肝圆韧带、镰状韧带分为左、右叶。但从血管、胆管的分支来看，用与下腔静脉窝和胆囊窝相一致的主要叶裂分为左、右叶对外科手术更为恰当。这样，门脉、肝动脉、胆管都走行于叶、段及亚段的中央，而静脉位于叶间、段间及亚段间。中肝静脉在连接胆囊窝与下腔静脉窝的 Cantlie 氏线上，为左、右叶的分界。右叶由右肝静脉分为前、后段。左叶的内、外侧交界部由头侧向足

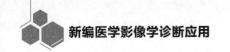

侧排列顺序为：左肝静脉、左门静脉、左门脉脐部、肝圆韧带、镰状韧带。因此，在含有这些区域划分界线标志的层面里存在病变时，病变的所在区域的诊断就迎刃而解了。

4. 肝的正常变异

（1）CT 图像上于肝左叶外侧段后面有时可见局限性突出，称之为网膜隆起。肝之胃小弯面于平扫及造影增强时，与周围肝组织均为等密度，有病变存在时，鉴别不困难。但当胃蠕动产生干扰时，此部分肝组织的密度评价较为困难。有时需结合超声波检查判断。

（2）先天性肝左叶缺损：很少见，CT 图像上于胆囊外侧无肝实质，也应结合超声波诊断。

（3）肝左叶内侧区发育不全：CT 图像上显示左叶内侧区发育小，肝轮廓出现凹陷部，结肠肝曲上升占据此凹陷。

（4）Riedel 叶：多见于女性，有时可直达盆腔，肝左叶、尾叶变小或基本见不到。反之，也可为肝左叶呈舌状伸延至脾外侧，伴横膈松弛，肝上升。胆囊窝和肋骨压痕以及右肾上极和肝内脏面之间的压迹变大。

（二）胆管病变

1. CT 检查技术

（1）检查前准备：CT 检查前应常规禁食 6 ~ 8 h，为避免胆囊收缩。

扫描前半小时口服 1% 泛影葡胺溶液 500 mL，以利于显示十二指肠与胰腺及胆总管下端的关系。若怀疑胆系结石，于初次检查时，以口服水等对比剂为宜，以避免阳性对比剂与结石混淆。

（2）扫描方法：①平扫：扫描范围可从肝脏上缘至胰头钩突部，患者仰卧位或俯卧位，层厚 10 mm，层距 10 mm，病变区 2 ~ 5 mm 薄层扫描；②增强扫描：采用静脉团注法增强扫描，造影剂总量 80 ~ 100 mL，2 ~ 3 mL/s。对胆管富血性病变及胆囊壁有较好的增强效果；③口服胆囊造影 CT 扫描：于口服碘番酸 0.5 g 后 15 h 行 CT 扫描。胆囊收缩功能正常者，可见胆囊内充盈造影剂。对显示阴性结石及胆囊息肉等有很好的效果；④螺旋 CT 胆系造影：为近些年来开展的新技术，它将静脉胆系造影与螺旋 CT 扫描技术相结合，运用横断、CTNE、MIP、SSD 等多种功能进行重建，使图像立体化，形成完整的胆管树，并可任意方向、任意角度旋转，更清晰地观察胆系的解剖形态，观察病变与周围的关系，是显示胆系形态和病变有效的检查方法。

先行常规静脉胆系造影，于显影最佳时刻行螺旋 CT 扫描，再行影像重建。重建方式有以下几种。

①横断方式：与常规扫描图像相同，以 RI = 1 ~ 2 mm 之薄层，重建出数十幅至百余幅图像，为三维立体成像之基础。并可采用其 CTNE 功能，动态显示，使整个胆系有动态感。

②表面遮盖方式（SSD）：将感兴趣区 ROI 确定在整个胆系部分（或包括部分脊柱、肋骨，便于外科手术定位），CT 值之域值范围 110 ~ 150 Hu，以把胆管周围组织消掉，将胆管树显示出来。建成之图像可按标准方位（即前、后、左、右、上、下 6 种方位）显示，也可任意角度、任意方向旋转，以利于病变的显示及准确定位。

③最大强度投影（MIP）：MIP 是将 ROI 区域内最大密度成分显示，其他周围低密度组织则被掩盖，建立一个二维平面图，如同 IVC、ERCP、PTC 效果。并能通过调整窗宽及窗中心显示其内部结构。还可使图像沿 X、Y、Z 轴做任意角度转动。易于观察小病变并准确定位。

2. CT 在胆管疾患检查中的作用

目前，胆管疾患的影像学诊断方法有口服及静脉胆管造影、超声波、CT、核素检查及直接胆管造影（ERCP 及 PTC）、血管造影。其中以超声波检查方便、简单、效果好。适宜胆管疾患的筛选法。对那些超声波检查不能确定的以及关系到诊断及治疗方针者应行 CT 检查。此外，因肝、胰、脾疾患而行上腹部 CT 检查时，一般都包括了胆管系层面。因此，对胆管系 CT 解剖应非常熟悉。

3. 胆管的正常 CT 解剖

（1）肝内胆管：正常时，肝内胆管 CT 检查图像上不能显示。扩张时，因充满胆汁，平扫时比肝实质、门脉及肝静脉密度均低。明显扩张时，平扫就很易看到。轻度扩张时，造影增强后因门脉、肝静脉被浓染而易于显示。静脉注入胆系造影剂后，中枢侧肝内胆管即使不扩张也能显示出高密度的树枝状结构。

（2）肝外胆管：用第三代 CT 检查，约 1/3 病例可显示 6 mm 以下正常肝外胆管，总肝管和在肝十二指肠韧带内，位于门脉的右前方的上部总胆管。在肝十二指肠扫描层面，门脉显示为圆形软组织密度影像，在其右前方有一低密度中心的环状软组织密度影，即为总肝管及上部总胆管。和它并行的，在门脉的左前方有一小圆形软组织密度影，为固有肝动脉。门脉和固有肝动脉造影增强时被浓染，可确定之。总胆管在十二指肠后部和门脉分开，于胰头部后方下行，开口于十二指肠降部内侧的乳头部。走行于胰头部后方的总胆管下部，常于胰头部及钩状突起的后侧面呈圆形或椭圆形的小低密度区。

参考超声波检查，肝外胆管正常径上限为 6～8 mm。胆囊切除术后患者可达 10 mm。口服胆囊造影剂总胆管造影 CT 检查时，正常总胆管下部直径为（4.7±1.2）mm，胆囊摘除术后为（6.8±1.1）mm。

（3）胆囊：胆囊正常 CT 值为 0.20 HU，为含胆汁的囊状结构。胆囊的位置决定于和胆囊窝连续的主叶裂的位置，极少位于左侧。禁食后的囊腔显示大、壁薄。未禁食者因胆囊收缩而内腔变小，壁肥厚。造影增强后，胆囊壁密度升高，与实质性脏器及肠管壁相同。

胆囊位置、大小个体差异很大，一般长径为 7～10 cm（平均 8.6 cm），横径 2.5～3.5 cm，壁厚 1 mm。在造影增强后，壁多有增强效果。CT 图像上，横径超过 5 cm 以上为胆囊肿大，壁厚度在 3～5 mm 以上者为壁肥厚。

（三）脾脏病变

1. CT 检查技术

扫描范围及方法：基本同肝脏，层厚 10 mm，层距 10 mm。

2. 脾脏 CT 检查的适应证及其限度

脾脏的影像学诊断法除 CT 以外，还有超声波检查、核素、血管造影，及以往的腹部平片、人工气腹＋断层摄影、消化道钡餐造影等。在各种检查方法中，CT 是对患者侵袭少而又能提供有价值的诊断依据的方法。

脾绝大部分位于肋弓之内，触诊只能检查其一部分。普通 X 线可从正、侧两方向判断某种程度的大小和形态。而其内部情况即使血管造影也难以充分显示。

超声波检查虽能对囊肿性、实质性病变很好显示，但由于肋骨、肠内气体干扰，不能完全满意。核素检查对其大小、形态及大病变能显示，但对其内部微细结构则不能充分显示。

CT 能对脾的大小、形态、先天异常、肿瘤、炎症、外伤以及代谢异常等能较清楚地显示其变化，动态 CT 还能在某种程度上掌握其血流动态，因此是上述检查方法中较为理想的方法。它既能了解脾脏本身情况，又能了解其周围脏器的情况，是脾脏影像诊断学方面不可缺少的工具。

其适应证为：①脾外伤：了解有无被膜下血肿并判断时期；②脾肿瘤诊断及鉴别诊断；③脾周围脏器病变对脾的影响。

其限度表现为：①就病变的组织学诊断而言，除囊肿外还是比较困难的，需要时可配合 CT 导引下穿刺活检等方法；②在病变大小方面，1 cm 以下者难以发现。

3. 脾脏的正常 CT 解剖

脾位于左上腹的后方，上方为横膈，内侧为胃底，外接胸壁。前方一般尖细，向后方走行则膨隆，朝向左肾上极外侧形成突出，内侧缘多呈轻微波状或分叶状。

CT 图像上能显示出脾脏的几条支持韧带，即和左肾之间的脾肾韧带，和横膈之间的脾横膈韧带，和胃之间的脾胃韧带。这些韧带是炎症、肿瘤浸润进展的基础有重要意义。胰尾位于脾肾韧带之间，胰腺炎时形成假性囊肿可沿此韧带向脾内发展。

在 CT 图像上可根据每一层面面积测量，比较准确地测量脾脏体积的大小。脾脏大小个体差异较大，判断脾肿大时应特别慎重。解剖学测量脾平均长 10.5 cm，宽 6.5 cm，厚 2.5 cm。永井等测量 100 例正常人脾大小，其最大纵径 8.4 cm（d=1.4 cm），最大横径 3.5 cm（a=0.7 cm）。

还可在 CT 横断面图像上测量其纵轴 b、横轴 t 以及根据扫描层数测量头尾方向的长度 1，一般情况下，b=7～10 cm;t=4～6 cm；1=11～15 cm，横断面图像上，正常脾脏长径不能超过 10 cm，短径不能超过 6 cm，头尾方向长度不能超过 15 cm。

脾脏正常 CT 值平均为 49 HU（u=4.7）。于静脉快速注入造影剂以后，脾密度升高，但动态 CT 可见其浓染不均一，于 40 s 后 CT 值升至最高值，之后缓慢下降。

脾脏的血管在动态 CT 时显示得非常清楚。脾动脉走行于胰腺上方，稍迂曲。脾静脉在其稍下方走行于胰体、尾部后方。动、静脉容易区分，但平扫时，于脾门部不好区别。

（四）胰腺病变

1. CT 检查技术

（1）扫描范围：从脾门部至十二指肠水平部。即相当于从第 12 胸椎至第 2 腰椎水平，层厚 10 mm，层距 10 mm，发现小病变时，追加 5 mm 层厚及层距。

（2）CT 检查注意事项：①检查前 15～20 min 口服稀释的水溶性造影剂（3% Umgrafin 400～600 mL），使胃、十二指肠充盈，更好显示胰腺前缘及胰头右缘；②最好扫描前静脉注射 Glucagon 1 mg，可抑制胃肠道蠕动，减少伪影，并使造影剂停留在胃、十二指肠，有利于胰腺轮廓的衬托。螺旋 CT 可不必要；③造影增强很重要，可使胰腺毗邻的血管显示更清晰，同时肝、脾实质被增强，而使胰腺癌肝转移灶及肝管、胰管扩张得以清楚显示，增加发现病变的敏感性。对于腹膜后脂肪少又疑胰腺增大的患者，有利于正确测量和观察胰腺。

动态 CT 能更清楚的显示血管结构和增强胰腺实质，由于胰腺癌为乏血性肿瘤，这样有助于造成正常胰腺实质与肿瘤组织的密度差，在周围胰腺实质增强的衬托下，清晰地显示肿瘤病变。

2. 胰腺 CT 的适应证和限度

目前，胰腺疾患的诊断方法有超声波检查、CT、内镜逆行性胰胆管造影、经皮经肝胆管造影、低张力十二指肠造影、血管造影等，只用一种方法诊断胰腺疾患是困难的，往往需要几种检查方法的协同组合，相互补充。这样，检查方法的选择，即如何省略不必要的检查并尽快地确定诊断，是临床上的一个重要问题。

CT 检查对胰腺疾患的诊断起着重要作用，对患者无创伤，对危重患者也能进行检查。随着 CT 装置的改良，可使影像鲜明而清晰。但目前尚不能达到微细诊断的要求，因此应了解 CT 检查对诊断胰腺疾患的长处及短处，并与其他检查方法相比较，确定 CT 检查在胰腺疾患诊断中的位置。

①对重症胰腺炎的诊断 CT 很有价值，能正确判断炎症向胰外的浸润范围及其病变程度，诊断有无囊肿、脓肿等并发症，对外科处置提供有价值的情报；②对有胰石、钙化的慢性胰腺炎 CT 是很敏锐的检查方法，能发现一般 X 线照片看不到的钙化；③对无钙化之慢性胰腺炎 CT 诊断比较困难，特别是对合并肿块形成型慢性胰腺炎和胰腺癌的鉴别诊断 CT 检查存在一定困难；④胰腺囊肿的诊断 CT 和超声波同样是很有价值的检查方法，直至小囊肿都能发现；⑤对胰腺癌诊断情况：大而不能切除的浸润型胰腺癌 CT 易于诊断，并对其浸润范围、进展程度及转移情况能予判断，可以省略，EROP、血管造影等有创伤性检查以及剖腹探查术，但对小的、可切除性胰腺癌 CT 诊断比较困难，需结合 ERCP、血管造影检查。此外，对胰腺癌能否切除治疗之判断有时单靠 CT 检查难以确定，必须再结合血管造影检查；⑥对胰岛细胞瘤的诊断也是血管造影比 CT 更为可靠，同时可取胰腺静脉血测激素水平，有助于诊断。

3. 胰腺的正常 CT 解剖

胰腺是后腹膜腔脏器，它位于后腹膜腔中的肾前旁腔内，周围存在脂肪层，所以它的轮廓能在 CT 图像上显示出来，现就有关胰腺的正常 CT 解剖叙述如下。

（1）位置与周围毗邻关系：正常胰腺位于脾动脉的下方、脾静脉的前方。胰头部的前方为胃窦，外侧为十二指肠降部，后方为左肾静脉汇入下腔静脉水平，胰头部向下延伸是胰腺的钩突部，呈钩形反折向肠系膜上静脉的后方。胰体呈向前突出的弓形，位于肠系膜上动脉起始部的前方。胰尾在胃体、胃底的后方，伸至脾门区，于近脾门部时屈曲并稍示膨隆。胰体、尾交界部的后方是左肾上腺。十二指肠水平段横行于胰腺的下方。

（2）胰腺形态：正常胰腺在 CT 图像上呈带状形态，或呈自胰头至胰尾逐渐变细、变薄的蝌蚪状，也有的腹主动脉前方的胰体部较细，而显示为哑铃状。

胰腺外形厚薄的改变是逐渐的、光滑的、连续的。胰腺实质密度均匀，CT 值低于肝脏，与血液、脾脏的 CT 值相近。

由于脂肪浸润，肥胖者的胰腺可显示为羽毛状结构。

（3）胰腺大小：胰腺大小对于诊断胰腺有无病变有重要意义，其判断方法可参考以下：① Kreel 等根据 CT 与尸检对照研究，对胰腺各部位长轴作垂直测量，胰头部为（23±3.0）mm；胰颈部为（19±2.5）mm；胰体部为（20±3.0）mm，胰尾部为（15±2.5）mm。Haertel 等认为，胰腺头部最大径为 3.0 cm，体部为 2.5 cm，尾部为 2.0 cm；② Haaga 等以邻近椎体（多为第 2 腰椎）横径为标准来衡量胰腺的正常大小。胰头部厚度（横径）与相邻层面椎体横径的比为 1/2 ~ 1，不应超过椎体横径，体、尾部为 1/3 ~ 2/3；③ Stanley 根据在扫描时间短的先进 CT 装置上能分辨胰腺与之相邻的脾动，静脉，门脉等脉管关系，而测量正常人胰腺大小为：胰头部（2.0±0.4）cm，体部（1.6±0.29）cm，与超声波测量比较一致；④胰管：于第二代 CT 图像上胰管基本上是不能显示的，于第三代 CT 图像上，在用 5 mm 层厚及层距扫描层面上约有 70% 能予显示。正常胰管横径：头部为 4 mm，体部为 3 mm，尾部为 2 mm；⑤衡量、判断胰腺大小应注意的问题：测量胰腺大小时，必须注意区别紧贴于胰腺后方走行的脾静脉，若将其误认为胰腺边缘，将它与胰腺间的脂肪间隙误认为胰管，则会影响测量的准确性。注意胰腺大小与年龄有一定关系。老年人胰腺实质萎缩，因而体积比中、青年小；并且由于胰腺组织被脂肪组织所代替，所以，CT 值也随年龄增长而减少；而且，胰腺表面也随年龄增长，小叶凹凸界线改变明显。在估计胰腺大小的临床意义时。还应十分注意胰腺外形曲线的改变，是光滑连续的还是突然的变化，局限性的突出比各径线绝对值的测量往往更有意义。

（4）边缘：胰腺边缘一般界线清楚，特别是脂肪丰富的人尤为清晰，边缘光滑，有时可呈轻度分叶。消瘦者、儿童及恶液质者因腹膜后脂肪少，边缘可以不甚清楚，术后患者也往往边缘欠清晰。

（5）CT 图像上辨认胰腺要点：①确认肠系膜上动脉：肠系膜上动脉从腹主动脉前壁发出，紧贴于胰体后面。横断面 CT 图像上它显示为腹主动脉前壁发出的苹果柄状突起，与胰体有一脂肪间隙。因此，确认了肠系膜上动脉，其前方就是胰体部。注意十二指肠水平段若无造影剂充盈，在 CT 横断面图像上也显示为一条带状影像，很像胰腺，但它位于肠系膜上动脉及静脉的后方。这是与胰腺最好的鉴别方法；②确认左肾静脉汇入下腔静脉处，此恰为胰头部水平，所以，见到左肾静脉汇入下腔静脉水平，在其前方即为胰头部水平；③脾脏血管对区别肿瘤来源的意义。脾脏血管后方的肿瘤应考虑为左肾上腺或左肾来源者，而于脾脏血管之前的肿瘤应考虑来源于胰体、尾部。

（五）影像学图谱

CTA（动脉、门脉系统）如下。

（1）空腔性脏器。

食管：圆形软组织影，位于胸椎及胸主动脉前方，壁厚度约 3 mm。

胃：胃壁厚度均匀，充分扩张时不超过 5 mm。

小肠与结肠：肠壁厚度均匀一致，一般不超过 3 mm。

（2）实质性脏器。

肝脏：肝段划分法（图 9-7）。CT 平扫期肝实质密度均匀一致，较肝内血管略高。

左叶：Ⅱ左外上段、Ⅲ左外下段、Ⅳ左内叶。

右叶：Ⅴ右前下段、Ⅵ右后下段、Ⅶ右后上段、Ⅷ右前上段、Ⅰ尾状叶。

四、超声的正常影像学表现

1. 肝脏

肝表面光滑，包膜线清晰，实质为均匀分布的细小光点，中等回声。肝内管道结构呈树状分布，门脉显示清晰，肝静脉显示尚可，肝内动脉显示较困难。右叶前后径 8 ~ 10 cm，右叶最大斜径 10 ~ 14 cm，左叶厚度和长度分别不超过 6 cm 和 9 cm。

2. 胆囊及胆管系统

胆囊纵断面呈梨形，边缘清晰，壁回声强但纤细，囊腔内为无回声区。位于第一肝门部的左右肝管常可显示。正常胆囊长径 7 ~ 9 cm，前后径 3 ~ 4 cm，壁厚不超过 2 ~ 3 mm。

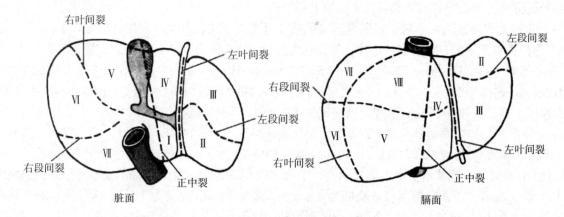

图 9-7　肝分段示意圈

3. 胰腺

横切扫查可显示胰腺长轴面，边界整齐，宽度自头至尾均匀变细，实质呈均匀细小的光点，稍强于肝脏，并可见胰管走行其中。胰头厚度小于 2.5 cm，胰体尾部 1.5 cm 左右，主胰管不超过 2 mm。

4. 脾脏

肋间斜断面可见脾脏呈半月形，长轴与左第 10 肋平行。包膜为光滑的细带状回声。实质呈均匀低回声，光点细密。脾门处可见脾静脉及动脉为管状无回声。脾厚度（脾门至外侧缘切线的连线）不超过 4 cm，脾长度（下极最低点至上极最高点连线）小于 11 cm，脾静脉内径小于 8 mm。

第三节　基本病变影像学表现

一、X 线基本异常表现

1. 腹部平片的基本异常表现

（1）腹腔积气：多因穿孔所致。

游离气腹：站立位腹部平片表现为上浮于膈与肝或胃之间的透明的"新月形"气影。

局限性气腹：气体积留在小网膜囊内。

（2）空腔脏器积气、积液并管腔扩大：表现为胃肠管腔的扩大，且可见气液平面（站立位）。见于梗阻性病变、炎症或外伤等。

（3）胃扩张：上腹中部大的气液平，因幽门梗阻或麻痹性扩张所致。

（4）十二指肠扩张：胃及十二指肠明显胀气扩大，"双泡征"，见于肿瘤或外压性病变引起的十二指肠狭窄、先天性十二指肠狭窄、闭锁等。

（5）空肠胀气扩张：连续管状，位于上腹部或中腹偏左，管径大于 3 cm。弹簧样或平行线状黏膜皱襞。

（6）回肠胀气扩张：黏膜皱襞稀疏或成光滑管状。多位于中下腹或偏右。

（7）大肠胀气扩张：左半结肠大于 5 cm，右半结肠大于 7 cm。结肠袋扩张呈波浪状。多位于腹部周边。

（8）腹内高密度影：主要为阳性结石、钙化、异物等（图 9-8）。

（9）实质脏器增大：脏器影增大，如肝、脾、肾等。

（10）腹腔内肿块影：占位性病变征象，多因肠曲移位衬托而见。

（11）腹腔内积液：少量时多积聚于盆腔内；超过 200 mL 后，可见结肠旁沟增宽，升降结肠移向内侧。小肠间隙增宽。大量积液则整个腹部膨隆，密度增高，各脏器影边界不清。腹脂线、盆脂线及腹肌张力改变：腹脂线密度增高、变宽、边缘模糊或消失，腹膜炎、大量腹腔积液或腹外伤时可见。

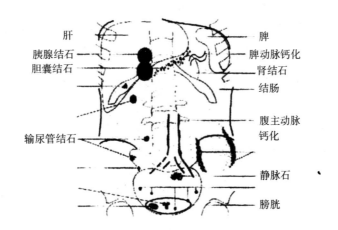

图 9-8 腹部平片及常见钙化影

2. 空腔脏器造影的基本异常表现

（1）位置及移动度异常：引起胃肠道管腔的正常走行与位置改变的压迫移位，多由于邻近胃肠道的脏器或腹膜后病变引起。移动度异常多见移动受限，因粘连牵拉引起。

（2）食管位置异常：可因纵隔病变引起。

（3）胃部位置异常：多由于肝、脾、胰腺、腹膜后病变引起。

（4）十二指肠位置异常：多由于胰腺病变、腹膜后病变引起。

（5）空肠及回肠位置异常：多由于肠系膜病变、腹膜后病变、肠源性病变或盆腔病变引起；也见于肠道扭转。

（6）结肠位置异常：可因腹膜后病变、膀胱病变、子宫及附件病变、前列腺病变引起；也见于肠道扭转。

（7）管腔大小的改变。

闭锁：先天性发育异常多见，如食管、肛门闭锁。

狭窄（图 9-9）：炎性狭窄：多较广泛，黏膜皱襞粗乱。

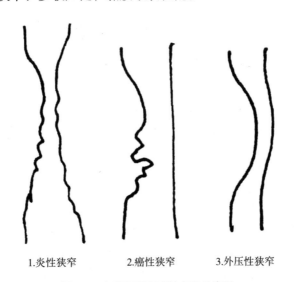

1.炎性狭窄　　　2.癌性狭窄　　　3.外压性狭窄

图 9-9 各种原因所致狭窄的示意图

二、CT 的基本异常表现

1. 空腔脏器 CT 的基本异常表现

形态、大小、位置的改变；消化道管壁增厚；肿块；邻近脏器浸润；周围脂肪层改变；周围部位淋

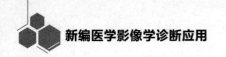

巴结肿大。

2. 实质性脏器 CT 的基本异常表现

肝脏大小、形态异常：缩小：左右叶比例异常；右叶减小，左叶比例增大，见于晚期肝硬化。

三、MRI 的基本异常表现

1. 肝脏

病变形态：大致同 CT 所见。

病灶大小、数目：大致同 CT 所见。

病灶信号强度：与正常肝实质信号相比，分为高信号、等信号、低信号及混杂信号。大多数肝内病变为 T_1 低信号、T_2 高信号。

2. 胆管系统及胆囊

大小、形态：胆管系统扩张。

数目异常：多见于先天性变异。

信号强度异常：如结石 T_1 低信号，T_2 低信号。

3. 胰腺

大小、形态及边界改变：大致同 CT 所见。

信号改变如下。

长 T_1 长 T_2 信号：见于胰腺囊性病变及胰腺水肿。

长 T_1 短 T_2 信号：见于钙化。

4. 脾脏

大小、形态异常：大致同 CT 所见。

信号改变如下。

稍长 T_1 长 T_2 信号：多见于脾脏肿瘤。

长 T_1 长 T_2 信号：囊性病灶。

混杂信号：肿瘤伴出血坏死等。

第四节　胃肠道疾病

一、消化道

发育畸形消化道的胚胎发育过程中，如果贯通不全、空化不全、发育不全或分隔不全则形成闭锁、狭窄、瘘或消化道重复畸形。消化道神经功能不全以及神经节细胞减少或缺乏，可致幽门肥厚性狭窄或痉挛、先天性巨结肠等。婴儿消化道畸形的诊断主要依赖于影像学检查。

（一）先天性食管闭锁

1. 病因病理

先天性食管闭锁（Congenital esophageal atresia）由胚胎 5 ~ 6 周时中胚层分化成呼吸系统和食管障碍所致，按食管闭锁的部位以及是否合并有食管气管瘘分为五型：Ⅰ型食管近段及远段均为盲端，无食管气管瘘；Ⅱ型食管近段形成食管气管瘘，远端为盲端；Ⅲ型食管近段为盲端，远段形成食管气管瘘，约占 86.5%；Ⅳ型食管近段及远段均形成两处气管食管瘘；Ⅴ型食管无闭锁，但有食管气管瘘。

2. 临床表现

患儿出生后有流涎、吐白沫、进食呕吐。乳汁进入气管或胃液反流入呼吸道可引起吸入性肺炎。

3. 影像学表现

导管不能入胃，碘油造影可显示食管盲端的位置和长度，并可判明食管与气管之间有无瘘道。胃肠道内含有气体，则说明下段食管与气管存在食管气管瘘（图 9-10）。Ⅴ型患者食物经瘘道进入气管，可行食管镜检查。

4. 诊断与鉴别诊断要点

对于呕吐患儿可行 X 线胸腹平片观察肺和消化道气体，导管碘油造影观察食管盲端的位置和长度，从而明确病变类型。呕吐患儿应与下列疾病鉴别；①先天性肥厚性幽门狭窄：钡剂排空延迟、幽门管细长、幽门肌肥厚；②肠闭锁、肠狭窄和肠旋转不良：X 线腹部平片及钡剂造影检查可明确诊断；③还应与食管裂孔疝、胃扭转和消化道重复畸形鉴别。

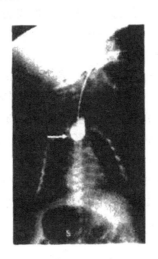

图 9-10　食管闭锁 III 型插管碘油造影

食管近段为盲端（白箭头），胃肠充气（s）

（二）先天性肥厚性幽门狭窄

1. 病因病理

先天性肥厚性幽门狭窄（congenital hypertrophic pyloric stenosis，CHPS）的病因尚不清楚，有家族集中的倾向。多数人认为是由于先天性发育缺陷，幽门肌间神经丛减少及神经节细胞发育未成熟，致使幽门肌层肥厚。幽门管长 2 ~ 3 cm，直径 1.5 ~ 2.0 cm，肌层 0.4 ~ 0.6 cm。显微镜下可见增生肥厚的肌层有水肿和白细胞浸润，黏膜和黏膜下层正常。

2. 临床表现

本病多见于婴儿出生后头 6 个月内，男女发病比例为（4 ~ 5）：1。多见于第 1 胎，约占 60%。主要表现为高位消化道梗阻症状：生后 2 ~ 3 周发生呕吐，开始为溢奶，然后逐渐加重为喷射状，呕吐物为奶汁和凝乳块，不含胆汁，吐后食欲强。幼儿营养不良。体检时，上腹部可见胃蠕动波，触到肥大的幽门肿块。

3. 影像学表现

（1）超声：空腹胃腔扩张是诊断 CHPS 的精确标准，可见幽门横断面呈靶环状，中心为强回声（气体及液体），外周为低回声肌层；幽门纵断面显示前后肌层增厚，近端宽，远端窄，幽门直径大于等于 12 mm，幽门管长度大于等于 15 mm，幽门环肌厚度大于等于 4 mm。

（2）X 线：上消化道造影检查胃腔扩张，蠕动增强但排空延迟，典型表现有幽门"鸟喙征""线样征""双轨征""肩样征"。患儿取右前斜卧位能较好显示幽门。

4. 诊断与鉴别诊断要点

对于呕吐患儿，应行超声检查，排除 CHPS，也可鉴别幽门痉挛、幽门管瓣膜疾病。X 线结合超声可提高诊断准确率。

（三）先天性肠重复畸形

1. 病因病理

先天性肠重复畸形（Congenital intestinal duplications）的病因为多源性：胚胎期肠管腔化过程异常；憩室机制；外胚层和胚层粘连；尾端孪生畸形。根据畸形的形态和位置可分为肠囊肿型、肠外囊肿型、

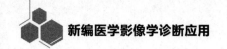

管状型和胸内型四种，肠外囊肿型约占80%。大部分重复畸形的内腔与所附消化道不通，部分畸形的远端有出口与主肠管相通，而近端呈盲闭或双出口。消化道重复畸形以肠重复畸形最为常见，常伴有胃黏膜和（或）胰腺组织迷生，导致出血。

2. 临床表现

本病多在新生儿或婴儿期出现腹部肿块、肠梗阻、便血、腹膜炎及伴其他畸形。

3. 影像学表现

（1）X线：钡剂造影表现为腹部肿块，肠腔内充盈缺损或肠管受压移位，可伴脊柱畸形。如果重复畸形与主肠管相通，则钡剂可进入其中，且排空延迟，部分或全结肠、直肠重复畸形表现为并行的双排管状结构。钡剂造影对急症患儿为禁忌。

（2）超声：肠外囊肿呈椭圆形，位于肠系膜内，多与肠壁相连，有共同壁，多与肠腔不通；囊壁为肠壁回声；结肠重复壁可见皱褶和突起，小肠重复壁可见小条状和点状血流信号；憩室多为圆锥形。

（3）CT：囊肿型表现为低密度单房囊性肿块，多与肠管不通，有些重复畸形为管状，可与肠管相通，部分囊壁显示有晕轮征，囊壁可强化，腹腔动脉与肠系膜上动脉血管造影能够清晰显示肠系膜上动脉及其分支。

（4）放射性核素显像：由于异位胃黏膜与正常胃黏膜对 $^{99m}TcO_4^-$ 具有摄取和分泌的作用，于 3 ~ 5 min 后胃显像的同时或稍后会出现异常浓聚区。回肠重复畸形发生率最高，即右下腹较大范围（4 cm 以上）条索肠襻状浓聚影像。

4. 诊断与鉴别诊断要点

新生儿或婴儿期出现腹部肿块、肠梗阻、便血、腹膜炎；X线钡灌肠见肠腔内充盈缺损、受压移位，钡剂进入重复肠管且排空延迟；超声、CT示肠外囊肿，尤其是核医学有异位胃黏膜显像技术，对诊断更有价值。

核医学表现主要与憩室鉴别：憩室为范围较小而单一的圆形或类圆形异常浓聚区，位置固定，放射性稍低于胃部，且随时间渐增强。

（四）先天性巨结肠

1. 病因病理

先天性巨结肠（Congenital megacolon）是一种比较多见的消化道发育畸形，男女之比约为 4 : 1。本病有明显的家族性，其基本病理变化是肠壁肌间和黏膜下神经丛内缺乏神经节细胞，无髓鞘性的副交感神经纤维数量增加且变粗，因此又称"无神经节细胞性巨结肠"（ganglion megacolon，AM）。由于节细胞的缺如和减少，使病变肠段失去推进式正常蠕动，经常处于痉挛状态，形成功能性肠梗阻，粪便通过困难，痉挛肠管的近端由于粪便淤积扩张、肥厚而形成巨结肠。90%的病例无神经节细胞肠段位于直肠和乙状结肠远端，个别病例波及全结肠、末端回肠或仅在直肠末端。

2. 临床表现

患儿多在出生后就有便秘，腹部逐渐膨大，部分病例不灌肠即不能排便，有呕吐，呕吐物含胆汁或粪便样液。

3. 影像学表现

（1）X线平片：平片可于腹部四周或腹部左侧见积有大量粪块及气体影的扩大结肠，少数病例可显示有宽大的液平面。

（2）钡灌肠：调制钡剂时，忌用肥皂水或普通水，以免发生水中毒，而应用等渗盐水进行调制。因狭窄段常发生在直肠下段，所以导管不易插入太深，以免遗漏狭窄段。狭窄段常呈不规则的锯齿状，狭窄近端肠管明显扩张，袋形消失，扩张的肠管内可见有多量粪块所形成的充盈缺损。注钡时应在透视下徐徐注入，发现狭窄及扩张段即停止注钡，而且在明确诊断后还应立即把钡剂做人工排出，以免引起肠梗阻等并发症。

4. 诊断与鉴别诊断要点

诊断要点为钡灌肠显示狭窄段、移行段、扩大段及排便后 24 h 钡剂存留。

本病主要应与特发性巨结肠及其他继发性巨结肠鉴别，利用 X 线钡灌肠造影及结合病史诊断不难。钡灌肠为首选方法。

（五）先天性肛门直肠畸形

1. 病因病理

先天性肛门直肠畸形（Congenital malformations of the anus and rectum）的发生是胚胎发育发生障碍的结果。引起肛门直肠发育障碍的原因尚不清楚，近年来许多学者认为与遗传因素有关。先天性肛管直肠畸形占消化道畸形首位，发病率约为 1 ∶ 15 000，系胚胎时尾部发育异常或受阻而形成，既有肛管直肠闭锁，又有泌尿生殖系与直肠间的瘘管等多数畸形，合并有瘘管者约占 50%。

2. 临床表现

新生儿有肛管闭锁时，出生后无胎粪，以后腹部膨胀，有呕吐，逐渐可见肠型和蠕动波。畸形合并有瘘管者因瘘管大小而情况有所不同。小者开始从瘘管排出胎粪，以后仍会出现低位肠梗阻症状；大者生后短时期内无排便困难，易被忽视，至以后粪块成形受阻时，才出现顽固性便秘症状。

3. 影像学表现

（1）X 线。Wangensteen-Rice 法：生后 12 h 后摄片，摄片前将婴儿倒立 2 ~ 3 min，使直肠盲端的胎便与肠管气体互相转换，等待气体到达直肠，在会阴肛门区皮肤上涂钡剂作为标记，在呼气吸气及啼哭时各摄片 1 张。

（2）瘘管造影：显示造影剂注入时的结肠影像及造影剂排出时的直肠瘘管影像（图 9-11）。结肠直肠与尿道双重造影可显示直肠瘘管与尿道的关系。阴道造影可显示阴道与直肠的关系。

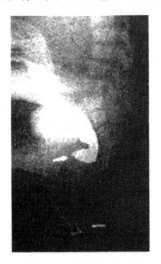

图 9-11　肛门闭锁经瘘造影
向右箭头为直肠盲端，向左箭头为用金属物标记的肛门

（3）MRI：是诊断该病的最有效手段，可以理想显示畸形的部位、程度、瘘管形成等异常改变，并判断周围相邻器官的状况。

二、食管疾病

（一）食管憩室

1. 病因病理

食管憩室（Oesophageal diverticulum）系指与食管相通的囊状突起。按部位分为咽部（Zenker's 憩室）、中段和膈上憩室。据发病机制分牵引性憩室、内压性憩室，据构成可分为真性憩室（含有食管壁全层）和假性憩室（缺少食管壁的肌层），尚可分为先天性憩室和后天性憩室。

2. 临床表现

早期症状表现为吞咽时咽部有异物感或梗阻感，并产生气过水声，随着憩室的增大，出现咽下困难和食物反流。后期憩室继续扩大可引起食管完全性梗阻，并发憩室炎、溃疡、出血、穿孔，部分病例可能发生食管鳞癌。

3. 影像学表现

X线钡餐显示，Zenker's憩室好发后壁左侧，呈现半月形、球状光滑膨出，垂于纵隔内（图9-12A）。其内有食团可表现为充盈缺损，并发炎症时黏膜粗糙。食管中段和膈上憩室可见漏斗状、圆锥状或帐篷状囊袋状光滑的膨出。膈上食管憩室多为单发（图9-12B）。

4. 诊断与鉴别诊断要点

食管憩室的X线检查具有特征性，不易与其他病症相混淆，主要和溃疡、食管痉挛（图9-12C）及食管炎鉴别。憩室内有黏膜，可蠕动排空，呈囊袋状，食管镜检查不但可以发现憩室的大小，而且可以准确观察其囊壁有无并发糜烂、出血、溃疡或癌变。

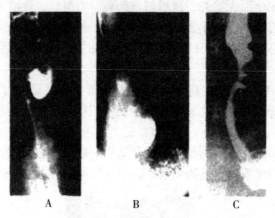

图9-12　咽食管憩室

A：咽食管憩室；B：膈上食管憩室；C：局限性食管痉挛

（二）反流性食管炎

1. 病因病理

反流性食管炎（Reflux esophagitis）也称"消化性食管炎"，主要因为食管下端括约肌及食管裂孔防止反流的功能障碍，贲门角变小，导致胃液反流至食管，侵蚀食管表层鳞状上皮，引起食管炎症反应，严重者可因瘢痕致使食管下端狭窄。常见原因有食管下端括约肌发育不全、食管裂孔疝、手术等。

2. 临床表现

患者表现为反胃、胃灼热、胸骨后疼痛，严重时可发生吞咽困难、食管出血和贫血。

3. 影像学表现

X线气钡双重造影显示，早期食管炎表现为食管远段轻微痉挛性改变，管壁光滑，进展期显示管壁粗糙，糜烂所致针尖状钡点和走行紊乱的肥厚黏膜皱襞，可见多发小星芒状龛影或网织交错的线样龛影及增生组织造成颗粒样改变，食管壁轻度变形，不规则；晚期由于瘢痕形成食管腔的狭窄，狭窄上段食管多扩张、管壁僵硬、粗糙、边缘不规则，狭窄段常有短缩。

4. 诊断与鉴别诊断要点

食管炎在多数情况下，X线可以明确诊断，根据病史及X线表现可鉴别其他原因所致的食管炎，如腐蚀性食管炎、真菌性食管炎。当管腔变窄，出现多发小龛影甚至管壁僵硬时，应与Barret's食管及早期食管癌鉴别。鉴别诊断困难时应行内镜或病理活检明确诊断。

（三）食管静脉曲张

1. 病因与病理

食管静脉曲张（Esophageal varices）是门静脉高压的重要并发症，常见于肝硬化。正常情况下，食管下半段的静脉网与门静脉系统的胃冠状静脉、胃短静脉之间存在着吻合。当门静脉血液受阻时，来自消化器官及脾等的静脉血液不能进入肝，大量血液通过胃冠状静脉和胃短静脉进入食管黏膜下静脉和食管周围静脉丛，经奇静脉进入上腔静脉，于是形成食管和胃底静脉曲张。

2. 临床表现

食管黏膜损伤致黏膜下曲张的静脉破裂可引起急性出血，表现为呕血或便血。

3. 影像学表现

X 线显示，早期食管静脉曲张发生于食管下段，钡餐造影表现为黏膜皱襞稍宽或略为迂曲，有时因皱襞显示不连续而如虚线状，管壁边缘也稍不整齐。典型表现为食管中下段的黏膜皱襞明显增宽、迂曲，呈蚯蚓状或串珠状充盈缺损，管壁边缘呈锯齿状（图 9-13A）。病变若加重，还可出现食管张力降低，管腔扩张，蠕动减弱，钡剂排空延迟。

4. 诊断与鉴别诊断要点

食管静脉曲张的食管壁柔软而伸缩自如，是与食管癌的重要鉴别点（图 9-13B）。

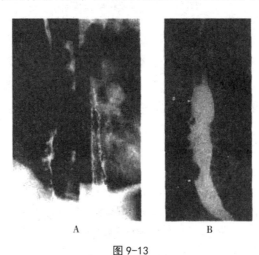

图 9-13

A：食管静脉曲张，管壁柔软；B: 食管癌界限清楚（白箭头），管壁僵硬

（四）食管贲门失弛缓症

1. 病因病理

食管贲门失弛缓症（Achalasia of the cardia）的病因及发病机制仍不明确。基本缺陷是神经肌肉异常，食管缺乏蠕动，食管下括约肌高压和对吞咽动作的松弛反应障碍。其机制可能与食管的胆碱神经支配缺陷有关。主要病理表现为食管体部及食管下括约肌均有不同程度的肌肉 Auerbach 丛内单核细胞浸润，到整个神经节细胞为纤维组织所替代，迷走神经有 Wallerian 变性，背运动核内丧失神经细胞体。食管平滑肌在光镜下正常，但在电镜下表现为微丝丛表面膜脱落及细胞萎缩，中段、下段食管痉挛狭窄伴上段食管扩张，贲门部痉挛，肌层增厚。本病多见于青壮年，女性多见。

2. 临床表现

患者吞咽困难，呈间断性，有胸骨后沉重及阻塞感以及纵隔内邻近器官压迫的表现。

3. 影像学表现

X 线：透视及平片可无明显改变或食管高度扩张并延长，纵隔阴影增宽，立位可见气 - 波平面，胃泡不明显。钡餐透视示食管高度扩张，食管内有液体潴留时，钡剂呈雪花样散落，下端成鸟嘴状或萝卜根样变细，黏膜完整，边缘光滑，管壁柔软（图 9-14），钡餐排空明显延迟。

4. 诊断与鉴别诊断要点

不典型的食管贲门失弛缓症主要和以下疾病鉴别：①假性失弛缓症：发生在食管胃结合部的黏膜下层及肠肌丛有浸润性病变存在的疾病，如胃癌浸润，可活检确诊；②无蠕动性异常：硬皮症食管测压，食管近端常无受累，体部蠕动波少，远端无力，但松弛正常；③迷走神经切断后的吞咽困难：术后 6 周症状可以逐渐消失；④老年食管：食管内静止压不增加；⑤ Chagas 病：除食管病变外，尚有其他内脏的改变，用荧光免疫及补体结合试验可确定锥虫病感染；⑥食管、贲门癌：黏膜破坏，形成溃疡、肿块等改变，病变多以管壁的一侧为主。

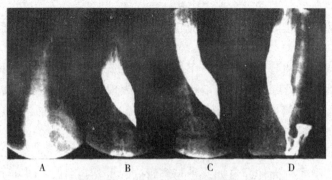

图 9-14　食管贲门失弛缓症

A 为平片；B、C、D 为不同时像管腔变化

（五）食管裂孔疝

1. 病因病理

食管裂孔疝（Esophageal hiatus hernia）是指胃贲门部、食管腹段或腹腔内脏经食管裂孔突入胸腔。按其形态可分先天短食管型、滑动型裂孔疝、食管旁型裂孔疝和混合型裂孔疝。

2. 临床表现

临床表现为灼心、反酸。

3. 影像学表现

X 线显示：①短食管型裂孔疝表现为胃疝入胸腔，短食管直接与胃相连，没有疝囊形成；②滑动型发病率最高，多在俯卧右前斜位进行深吸气时出现。典型表现可在横膈上看到三个环形狭窄，称为"三环征"。上环是食管与膈壶腹上部的交界（A 环），中环为食管胃接合部（B 环），有时可见黏膜交界的"Z"线；下环为疝出的胃经过膈食管裂孔所产生的狭窄区；③食管旁型：食管胃结合部仍在膈下，但胃底在食管旁疝入胸腔（图 9-15）；④混合型：食管胃结合部、胃底均疝入胸腔。

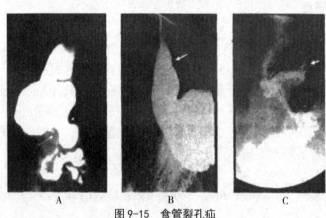

图 9-15　食管裂孔疝

A：短食管型，箭头为膈肌裂孔；B：滑动型食管裂孔疝，箭头为 B 环；C：食管旁型，箭头为疝囊

4. 诊断与鉴别诊断要点

根据典型 X 线表现，本病诊断较明确。

（六）食管平滑肌瘤

1. 病因病理

食管平滑肌瘤（Leiomyoma of esophagus）起于食管的肌层、黏膜肌层，故肿瘤位于黏膜下壁内，好发于食管的中下段，约占食管良性肿瘤的 2/3。肿瘤一般呈膨胀性生长，质地坚实，外有完整的包膜，其边界光滑，可有轻度分叶或呈结节状。肿瘤大小不一，一般在 2～5 cm，较小的肿瘤多呈卵圆形，较大者可呈肾形与蹄形，少数平滑肌瘤可多发，表面偶见溃疡。

2. 临床表现

病史一般较长，自数月至数年不等。症状多轻微，可有间歇性的吞咽阻塞感、异物感或疼痛。个别肿瘤明显凸入后纵隔而可出现背部疼痛。

3. 影像学表现

（1）X线：吞钡后，管壁仍较柔软，蠕动存在。钡餐通过肿瘤处可有停滞，一般无明显梗阻征象。①壁间型：肿瘤区黏膜皱襞被展平消失，无破坏中断征象。钡剂均匀涂抹在肿瘤表面，而表现为均一的"涂抹征"（图9-16）。肿瘤常呈边界锐利、光整的充盈缺损。切线位呈宽基底半圆形，少数缺损呈分叶状或多结节状。缺损与正常食管分界清楚，其夹角常为钝角。当肿瘤被清楚地勾画出来成"环形征"时，为本病的典型X线表现；②向壁外生长型：体积较大者可造成纵隔内软组织肿块。

（2）CT：CT可了解肌瘤的大小、有无坏死及生长方向。

4. 诊断与鉴别诊断要点

（1）诊断要点：小肿瘤无明显症状，典型肿瘤钡餐示边界锐利、光整的半圆形充盈缺损，与正常食管常为钝角，可见"环形征""涂抹征"。

（2）鉴别诊断：①食管平滑肌肉瘤：充盈缺损不规则、轮廓不光整，并伴有钙化或龛影，生长速度较快；②增生性食管癌：充盈缺损不规则，表面黏膜破坏中断，常伴有龛影或糜烂，局部管腔扩张受限、狭窄；③食管外压迹：血管外压迹可见波动或螺旋状压迹（图9-16 C），鉴别困难时，应行内镜或CT检查。

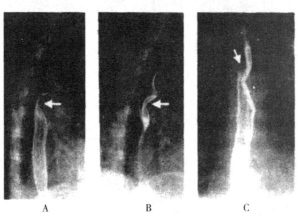

图9-16 食管平滑肌瘤

A、B：显示光滑规则的半球形充盈缺损，可见"环形征"；C：迷走左锁骨下动脉食管螺旋状压迹

（七）食管癌

1. 病因病理

食管癌（Esophageal carcinoma）好发于40～70岁的男性，男女之比为（2～3）∶1。病因尚不明确，饮食引起的慢性刺激、感染及营养缺乏等均可能为本病的发病因素。食管黏膜为鳞状上皮，故食管癌大多数为鳞状上皮癌，少数为腺癌。腺癌来自食管下端贲门部胃黏膜、食管其他部位的异位胃黏膜、食管腺体及Barrett型柱状上皮。食管癌好发于食管中下段，约占80%。食管癌的病理分三种：①浸润型：管壁呈环状增厚，管腔狭窄；②增生型：肿瘤向腔内生长，形成肿块；③溃疡型：肿块形成一个局限性大溃疡深达肌层。以上各型可混合出现。

2. 临床表现

患者有进行性吞咽困难，胸骨后疼痛或咽下痛。

3. 影像学表现

（1）X线：①早期食管癌表现：根据1975年全国食管癌防治会议制订的病理分期标准，早期食管癌只侵犯黏膜和黏膜下层，其大小在3 cm以下。食管局部黏膜皱襞增粗、扭曲、紊乱，其中常见有1条或2条以上黏膜中断，边缘毛糙。局部可见有0.2～0.4 cm的小龛影。局限性的小充盈缺损直径一般在0.5 cm左右（图9-17），最大不超过3 cm。当上述征象仍不够确切而有怀疑时，必须短期随访，并结合临床进行脱落细胞学及食管镜检查；②中期、晚期食管癌表现：此时肿瘤已侵犯肌层或浆膜层，可有淋巴结转移或经血行转移至肝、肺、脑等脏器。常见的 X 线征象是：黏膜皱襞消失、中断、破坏；管腔狭窄，狭窄为不对称性或呈环形，管壁僵硬，蠕动不对称或消失，狭窄一般为局限性，与正常区分界清楚，钡餐通过受阻，近端食管扩张；形状不规则、大小不等的充盈缺损；轮廓不规则的较大龛影，其长径与食管的纵轴一致（图 9-17）。

（2）CT：CT 检查对食管癌的分期、可切除性及预后评估更为精确。食管癌分四期：一期，腔内有块，壁不增厚，无纵隔蔓延或转移，食管周围脂肪层清晰；二期，壁增厚超过 5 mm，但无纵隔蔓延或转移，脂肪层仍正常；三期，壁增厚并直接侵犯周围组织，可以有局部纵隔淋巴结转移但无远处转移；四期，有远处转移。

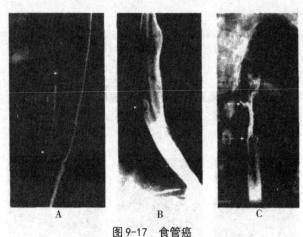

图 9-17 食管癌

A：早期凹陷型（箭头），表现为浅表溃疡；B：早期隆起型，表现为小的充盈缺损；C：进展期浸润型食管癌表现为食管中断局限性向心性狭窄（箭头）

4. 诊断与鉴别诊断要点

具有进行性吞咽困难或咽下痛的患者，钡餐显示食管狭窄、僵硬、黏膜破坏或有不规则充盈缺损、龛影者，应考虑食管癌。早期食管癌的诊断依赖于钡餐透视及内镜检查，CT、MRI 检查能评价食管壁浸润程度、与周围组织器官的关系及有无淋巴结转移等，有助于分期。

食管癌应与食管良性狭窄、食管炎、贲门失弛缓症、食管静脉曲张鉴别。

三、胃肠道疾病

（一）胃炎

胃炎（Gastritis）是由各种不同致病因素所致的胃壁炎症，多局限于黏膜层，也可累及全层。据发病缓急分急性和慢性胃炎。急性胃炎（Acute gastritis）发病急，常有明确病因，黏膜水肿、糜烂、剥离，无明显 X 线表现或无特征表现。

1. 病因病理

（1）慢性胃炎：慢性胃炎（Chronic gastritis）为一种常见于成人的消化道疾病，病因尚不清楚，可能与高级神经活动功能障碍、营养不良、全身健康状况、幽门螺杆菌感染及局部刺激等因素有关。

胃炎通常按 Schiadler 分类，分为浅表性、萎缩性、肥厚性三种。浅表性胃炎病变仅限于黏膜层，表现为黏膜上皮脱落、糜烂。萎缩性胃炎累及全层，腺体数目明显减少或消失。肥厚性胃炎最为少见，主要累及黏膜层和黏膜下层。组织学上可见黏膜层充血、水肿、炎症细胞浸润和纤维组织增生，有时伴有上皮细胞变性、坏死、剥脱等变化，发展下去可见腺体萎缩、囊变和肠腺化生，腺体间隙变大，淋巴滤泡增生。

（2）糜烂性胃炎：糜烂性胃炎为仅累及黏膜表面的炎性组织缺损，其深度不超过黏膜肌层，称为糜烂。病因不详，可能与饮酒、应激状态或服用激素、乙酰水杨酸等抗炎药物有关。病理上可分为平坦型和隆起型两种类型。前者周围黏膜等高或稍凹陷，常为多发，形态多样。后者常呈小圆形隆起，顶部因糜烂而有小凹陷，又称为"疣状胃炎"，一般为多发。两型可混合存在，以隆起型多见。

2. 临床表现

（1）慢性胃炎：食欲不振，餐后饱胀，上腹钝痛或不适，少数患者可呕血或便血。

（2）糜烂性胃炎：多见于 30～60 岁的男性。胃灼热、疼痛、消化不良及出血等症状。

3. 影像学表现

胃炎的 X 线表现如下。

（1）慢性胃炎：单对比造影主要表现为整个胃的黏膜皱襞增宽，排列和走行方向异常，增宽的黏膜纹可达 1 cm 以上（图 9-18A），胃体近小弯侧的黏膜失去与小弯平行的特征，呈弯曲交叉状，有时可出现横行或斜行的黏膜纹出现。胃张力、分泌功能、蠕动均可增加或减弱。双对比主要表现为胃小沟增宽，其密度和粗细由均匀变成不均匀；部分胃小区增大达 5 mm 以上，胃小区大小不一。

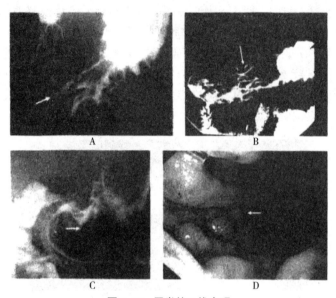

图 9-18 胃炎的 X 线表现

A：慢性胃炎示胃黏膜增厚、迂曲；B：胃淋巴瘤，胃黏膜迂曲，呈结节样改变，胃蠕动存在；C：疣状胃炎钡餐照片可见疣状充盈缺损，中心有钡点（箭头）；D：疣状胃炎胃镜照片示局部隆起胃黏膜中心见小糜烂灶（箭头）

（2）糜烂性胃炎：常规钡餐检查对本病显示有一定局限，加压法有时可见隆起型病灶，表现为散在的圆形或类圆形透光区，其边界和轮廓较清楚，直径为 5～10 mm。有时在中心可见一点状龛影。双重造影可较好地显示糜烂性胃炎。平坦型表现为边缘模糊浅淡影。胃小区、胃小沟常消失，周围无纠集，且在短期治疗后病灶消失，此点可与ⅡC 早期胃癌相鉴别。隆起型表现为 5～10 mm 的圆形、类圆形透光区，其中心为点状钡斑，称为"靶征"，病灶多聚集在胃窦部，常呈串珠样排列成行。多发的"靶征"和排列特点为本病的特异性表现（图 9-18C、D）。疑为糜烂样胃炎，而诊断困难时，应做胃镜和活体组织检查。

4. 诊断与鉴别诊断要点

胃炎 X 线主要表现为黏膜增粗、迂曲，壁软。肥厚性胃炎需要和淋巴瘤鉴别。诊断胃窦部炎性痉挛应与浸润性胃窦癌鉴别，利用平滑肌松弛剂及产气剂可观察胃壁张力改变，并结合内镜活检检查进行诊断。

隆起型糜烂性胃炎常需与Ⅱa 早期胃癌相鉴别。后者之隆起一般大小不一，常因高低不平而密度不均。

（二）溃疡病

溃疡病可发生于消化道各部位，以胃、十二指肠最常见，占消化性溃疡的 95%。胃、十二指肠溃疡发生比例为 1：4。

1. 胃溃疡

（1）病因病理：胃溃疡（Ulcer of the stomach）多数为单发，好发部位为胃体小弯侧或胃窦部。溃疡是指胃壁溃烂形成的缺损，又称"壁龛"。溃疡先从黏膜开始，逐渐累及黏膜下层、肌层乃至浆膜层，形成深浅不一的壁龛。溃疡邻近的组织有不同程度的细胞浸润、纤维组织增生和水肿，逐渐向胃壁过渡，与正常胃壁分界不清。由于纤维组织增生、收缩，溃疡的黏膜皱襞以壁龛为中心，呈放射状纠集。纠集的黏膜皱襞可以直达壁龛的口部或距口部数毫米至 1 ~ 2 cm 处逐渐变平或消失。

（2）临床表现：患者有长期的上腹疼痛史，常在饮食失调，过度疲劳，季节变化后发作。疼痛的性质可为钝痛、胀痛、刺痛或灼痛，多数在进食后缓解。

（3）影像学表现：胃溃疡的 X 线表现可归纳为两类，直接征象和间接征象。直接征象代表溃疡本身的改变，间接征象代表溃疡所造成的功能性或瘢痕性改变。

直接征象：为溃疡所致的龛影。多见于小弯，切线呈乳头状、锥状或其他形状，边缘光滑整齐，密度均匀。局部平整或稍不平。龛影口部常有一圈黏膜水肿造成的透明带，这种水肿带是良性溃疡的特征。依其范围而有不同的表现：①黏膜线：为龛影口部宽 1 ~ 2 mm 的光滑整齐的透明线（图 9-19A）；②项圈征：龛影口部的透明带宽约数毫米，如一个项圈；③狭颈征：龛影口部明显狭小，使龛影犹如具有一个狭长的颈。当黏膜皱襞如车轮状向龛影口部集中且到达口部边缘并逐渐变窄时，则为良性溃疡的又一特征——黏膜纠集（图 9-19B）。

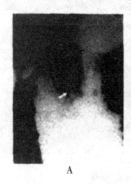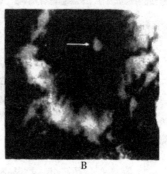

图 9-19　胃溃疡良性龛影
A: 龛影口部黏膜线，呈半透明低信号环（箭头）；B: 钡斑周围黏膜呈纠集现象

间接征象：①痉挛性改变：表现为胃壁上的凹陷（又称"切迹"），小弯龛影，在大弯的相对处出现深的痉挛切迹，犹如一个手指指向龛影，又称"指压迹征"；②分泌增加：潴留液较多，钡剂不易附着于胃壁，透视有时可见液平面；③胃蠕动增强或减弱，张力增高或减低，排空加速或减慢；④龛影处常有不同程度的压痛。

溃疡恶变：当龛影周围出现小结节状充盈缺损，犹如指压迹；周围黏膜皱襞呈杵状增粗或中断；龛影变为不规则或边缘出现尖角征；治疗过程中龛影增大等常提示有溃疡恶变的可能。

（4）诊断与鉴别诊断要点：典型临床表现结合钡餐检查及内镜检查可明确诊断，CT 不用于胃溃疡的诊断，可用于溃疡穿孔后小网膜囊内积气及软组织包绕的判断。

2. 十二指肠溃疡

十二指肠溃疡（Duodenal ulcer）绝大部分发生在球部，占 90% 以上。发病年龄多在青壮年，男性比女性多见，为（2 ~ 4）：1。

（1）病因病理：溃疡多发生在球后壁，常呈圆形或椭圆形，大小不一，一般为 0.1 ~ 0.3 cm。溃疡周围可有水肿区，邻近组织可有炎症改变，可伴有纤维组织增生。由于痉挛或瘢痕收缩，球部可变形，可见黏膜向溃疡纠集。

（2）临床表现：中腹、上腹周期性、节律性疼痛、嗳气、嗳酸，有时可出现呕吐咖啡样物、黑便、梗阻等。临床上有饥饿后疼痛进食后好转的特点。

（3）影像学表现：龛影是诊断十二指肠溃疡的直接征象。气钡双重造影或加压法较单对比造影更能有效地检出溃疡。正面观龛影呈圆形或椭圆形，边缘光滑，加压时可见周围有整齐的透光带。切线位时龛影呈小锥形、乳头状或半圆形突向腔外。

畸形是十二指肠溃疡的常见重要征象。表现为球的一侧壁有切迹样凹陷；也可形成两叶、三叶或花瓣样改变，龛影常位于畸形的中心，也可见假憩室形成；当球部严重痉挛或瘢痕收缩严重时，球部可变小如硬管状，此时常伴有幽门梗阻。

黏膜纹可增粗、变平或模糊，可以龛影为中心呈放射状纠集。

球部因炎症可有激惹征象，钡剂不易在球部停留，排空迅速。

（4）诊断与鉴别诊断要点：典型病史结合钡餐检查可明确诊断本病。

（三）胃癌

1. 病因病理

胃癌（Gastric cancer）是我国最常见的恶性肿瘤之一，好发于40～60岁，男性多于女性，为（2～3）：1，病因不明。胃癌可发生在胃的任何部位，50%～60%发生在胃窦部，其次为贲门和胃体小弯。残胃癌是指病灶切除后，残胃内发生癌变并引起症状，多发生于术后10～15年。胃溃疡术后残胃癌发生率高于十二指肠溃疡。

（1）早期胃癌的定义和病理：当前国内外多采用1962年日本内镜学会提出的定义和分型，即癌组织局限于黏膜内或侵及黏膜下层而尚未到达固有肌层的胃癌，不论其大小或有无转移。早期胃癌肉眼形态分为四型。

Ⅰ型（隆起型）：癌肿向胃腔内生长，其突出的高度超过5mm，范围大小不一，边界较清楚，形态可不规则，基底宽，癌肿表面高低不平，常伴有糜烂，组织学上常以分化较好的腺癌为多见。

Ⅱ型（浅表型）：癌灶平坦，不形成明显隆起或凹陷，又分为三种亚型。

①浅表隆起型（Ⅱa型）：病灶轻度隆出于黏膜面，高度小于5mm，表现为大小不一，形态不规则的丘状隆起；②浅表平坦型（Ⅱb型）：病灶和周围黏膜无明显高低差别，仅表现为胃小沟、胃小区结构异常或破坏；③浅表凹陷型（Ⅱc型）：病灶区轻度凹陷，深度小于5mm，可突破黏膜肌层或达固有肌层，但癌组织仍局限于黏膜或黏膜下层内，溃疡可较光滑或不规则，其周围胃小沟、胃小区常有破坏。组织学上一般均为溃疡早期恶变。

Ⅲ型（凹陷型）：癌肿形成明显凹陷，超过5mm，形状不规则。

混合型：兼有上述三型中两型以上表现。

（2）进展期胃癌的定义及病理：进展期胃癌指癌肿深达肌层时，分为中期癌、晚期癌。无远处转移和不侵及邻近器官者称为中期胃癌，有远处转移和侵及邻近器官者称为晚期胃癌，中、晚期癌又称之为"进展期癌"。

（3）胃癌转移途径：①淋巴转移：根据癌肿发生部位，首先可分别转移到幽门上组、幽门下组、胃上组或脾胰组，其次为腹膜后、肠系膜、门静脉周围，还可通过胸导管转移到肺门淋巴结或左锁骨上淋巴结；②血行转移：通过门静脉转移到肝内十分常见，即使癌肿很小而肝内已有巨大转移者并不少见。肺、骨等处转移较少见；③直接侵犯和种植：当癌肿侵及浆膜后可直接再侵犯邻近器官如胰腺、结肠等。晚期可种植于腹膜、卵巢或直肠凹上。

2. 临床表现

患者主要表现为上腹疼，不易缓解，吐咖啡色血液或柏油样便，可以摸到肿块或有梗阻症状。

3. 影像学表现

（1）X线：①早期胃癌的X线表现：胃气钡双重造影可显示胃黏膜面的细微结构，因此，对早期胃癌具有重要诊断价值。隆起型：主要表现为小而不规则的充盈缺损，边界清楚。浅表型：主要表现为胃小区和胃小沟破坏呈不规则的颗粒状影，有轻微的凹陷和僵直，多数病例界限清楚。凹陷型：主要表现为形态不整边界明显的龛影，其周边的黏膜皱襞可出现截断、杵状或融合等。早期胃癌的诊断需要综合X线、胃镜、活检等材料才能诊断；②进展期胃癌的X线表现：目前，国内外广泛采用的分型为Borrmann四种基本类型。Borrmann Ⅰ型，又称"巨块型""蕈伞型"。为表面呈菜花样突向腔内的局限性肿块，基底较宽，可有小点状溃烂，生长较慢，转移也晚，多为高分化腺癌。Borrmann Ⅱ型，又称"局限溃疡型"。以较大盘状溃疡为主，可形成全周性环堤，与正常胃壁界限清楚，附近较少有浸润。Borrmann Ⅲ型，又称"浸润溃疡型"（图9-20）。该型的特点是有较大溃疡，形状不规则，环堤也常不完整，宽窄不一，与正常胃壁界限不明显。Borrmann Ⅳ型，又称"弥漫浸润型癌""硬癌图"（图9-20）。癌组织在黏膜下各层广泛浸润，大量纤维组织增生，胃壁明显增厚、胃腔狭窄，形成"革囊胃"。不同类型与术后五年生存率有密切关系，Ⅰ型最佳，依次为Ⅱ、Ⅲ型，Ⅳ型五年生存率为6%左右。据我国统计，上述四型中以Ⅲ型最为多见；③特殊部位的胃癌：贲门癌：胃底贲门区软组织肿块，食管下端不规则狭窄；胃窦癌：胃窦狭窄、僵硬，胃排空受阻；全胃癌：胃容积小，蠕动消失，呈革袋状；④残胃癌：残胃吻合口变窄，扩张受限，腔内见不规则的充盈缺损或龛影，可有吻合口梗阻。

（2）CT：CT显示软组织肿块，胃壁增厚，胃周脂肪层消失（图9-20D），周围器官浸润，及腹膜后、腹腔淋巴结转移等。

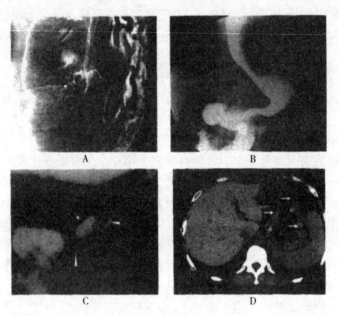

图9-20 胃癌的影像学表现

A：DC示早期胃癌Ⅱa型，胃窦部见多个小的充盈缺损（箭头）；B：革囊胃，全胃管腔狭窄、缩短、无蠕动；

C：溃疡型胃癌，显示腔内龛影（箭头）和环堤（△）；D：CT示胃壁明显不规则增厚

4. 诊断与鉴别诊断要点

（1）胃癌的诊断与鉴别诊断：低张双重对比检查有助于发现早期胃癌，确诊需胃镜活检，钡餐是诊断进展期胃癌的主要手段，CT、MRI有助于制定临床分期和指导制订治疗方案。早期胃癌应与胃息肉、疣状胃炎、黏膜下肿瘤如平滑肌瘤、神经源性肿瘤以及溃疡瘢痕鉴别。息肉是指黏膜过度生长，非肿瘤性息肉包括增生性息肉、错构瘤性息肉、炎性息肉、异位性息肉等。炎性息肉无恶变倾向，增生性息肉长大后可发生腺瘤性变，也可发生恶变。

中晚期胃癌应与淋巴瘤、平滑肌肉瘤、良性溃疡及肥厚性胃炎鉴别。

（2）胃良恶性溃疡的X线鉴别诊断。①良性溃疡特点：龛影圆形或椭圆形，边缘光滑整齐，龛影突出于胃腔轮廓之外，龛周可见黏膜线、项圈征、狭颈征，黏膜皱襞向龛影门部集中，附近胃壁柔软、有蠕动；②恶性溃疡特点：龛影不规则，扁平、有多个尖角，位于胃腔轮廓之内，龛周有指压迹样充盈缺损，有不规则环堤，皱襞破坏、中断僵硬，附近胃壁蠕动消失。

（四）胃肠道间叶源性肿瘤

1. 病因病理

胃肠道间叶性肿瘤包含胃肠道间质瘤（gastrointestinal stromal tumor，GIST）、平滑肌瘤和神经源性肿瘤等。胃肠道间叶性肿瘤中约73%为GIST，GIST源于非定向分化的间质干细胞，组织学形态有

梭形细胞上皮样细胞或多形性细胞，免疫组化表达 KIT 蛋白（CD117）阳性，多为恶性或低度恶性肿瘤，少数为良性。免疫组化及超微结构研究表明，大多数胃间叶源性肿瘤为胃间质瘤。胃平滑肌瘤（Gastricleiomyoma）起源于胃固有肌层或黏膜肌层，是胃壁间叶组织的一种胃部良性肿瘤，占胃部肿瘤的 2% ~ 24%，占胃部良性肿瘤的 17% ~ 46%。本病主要位于胃体，瘤体小于 2 cm 者无任何症状，因而临床诊断率较低，而尸检发现率高。

2. 临床表现

本病常无特征性临床表现，多在查体时发现。

3. 影像学表现

（1）X 线：钡餐造影示 GIST 常表现为不规则肿块，向腔内外生长，可有龛影（图 9-21A、B）。平滑肌瘤多呈半球形较规则充盈缺损，表面光滑或有浅分叶或龛影形成，钡剂均匀涂抹在胃平滑肌瘤肿瘤表面，可表现为均一的"涂抹征"（图 9-21C）。神经源性肿瘤亦表现为黏膜下病变特点，可呈分叶状。

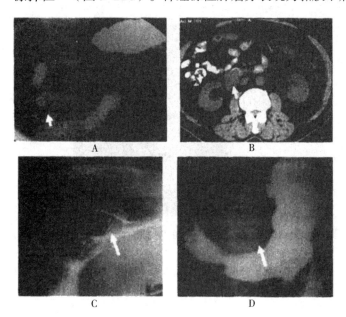

图 9-21 胃肠道间叶源性肿瘤影像表现

A: 十二指肠间质瘤，钡餐示十二指肠降段类圆形充盈缺损，表面较光滑，形态欠规则；B: CT 平扫，十二指肠降段不规则软组织肿块，密度较均匀；C: 胃底平滑肌瘤，钡剂均匀涂抹在胃平滑肌瘤肿瘤表面，可表现为均一的"涂抹征"，如同一顶草帽；D: 胰腺巨大囊肿形成胃小弯压迹

（2）CT、MRI: CT、MRI 对诊断间质源性肿瘤非常重要，尤其对向腔外生长者，可见壁间或壁外软组织肿块，可向腔内或腔外突出（图 9-21），强化扫描有强化。

（3）内镜：内镜可显示黏膜下病变。影像学难以明确病变性质，确诊需病理检查。

4. 诊断与鉴别诊断要点

GIST 表现为壁间或壁外的软组织肿块，需要和胃外占位鉴别（图 9-21D），应行 CT 或 MRI 检查。

（五）十二指肠憩室

1. 病因病理

十二指肠憩室（Duodenal diverticulum）90% ~ 95% 位于降段内侧，距壶腹部 2.5 cm 范围内居多，老年人多见。

2. 临床表现

本病多无症状，合并炎症时类似胃炎和溃疡，憩室炎可引起憩室出血、穿孔及胆管梗阻等严重并发症。

3. 影像学表现

X 线钡餐显示可有内容物，表现为充盈缺损（图 9-22）。炎症时黏膜紊乱，可有小龛影。

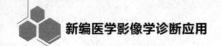
4. 诊断与鉴别诊断要点

钡餐透视即可确诊,表现为突向腔外的囊袋状含钡影,轮廓光滑,黏膜突入其内,壁软,有蠕动及排空。本病须与溃疡鉴别。

(六)肠结核

肠结核是腹部结核中最常见的一种疾病,常为吞咽了带结核菌的痰液,结核菌直接侵入肠黏膜所致。40 岁以下青少年约占 90%。

1. 病因病理

肠结核分为溃疡型和增殖型,以前者为多见,好发部位是回盲部。溃疡型结核是肠壁集合淋巴结和孤立滤泡受侵,逐步形成干酪性病灶,黏膜糜烂,溃疡形成。溃疡常可多发,大小不一,边缘不整,愈合期可形成瘢痕组织而致管腔狭窄。增殖型可在黏膜下层形成结核性肉芽组织和纤维增生,而致黏膜隆起形成大小不一的结节,腔壁增厚而致管腔狭窄。

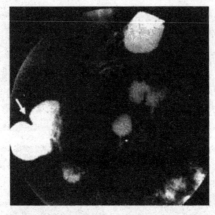

图 9-22　十二指肠多发憩室有蠕动(粗箭头),内有黏膜(细箭头)

2. 临床表现

患者表现为下腹疼,腹泻或便秘,或二者交替出现,伴有低热、恶心、呕吐、食欲减退等,少数患者可出现肠梗阻表现。

3. 影像学表现

X 线在溃疡型结核的典型征象为:肠管张力增高,管腔挛缩,可有激惹征象,管腔边缘呈锯齿状,可见斑点状小龛影;增殖型结核的典型征象:主要表现是管腔变形、缩短,黏膜紊乱增粗,可呈多个大小不一的充盈缺损,激惹多不明显。

4. 诊断与鉴别诊断要点

肠结核常需与结肠癌相鉴别,后者年龄多在 40 岁以上,病程较短,充盈缺损一般较局限,病变大多不超过回盲瓣;肠结核多见于青壮年,病变一般较为广泛,多累及盲肠及回肠末端,管腔挛缩,有激惹,可有多个尖刺样龛影。

(七)Crohn 病

1. 病因病理

Crohn 病可发生于消化道任一部分,多在小肠,为非特异性炎症。在小肠者也称"节段性肠炎",主要发生于回肠末端,早期病理改变为黏膜充血、水肿,炎性细胞浸润、巨细胞形成、多发小溃疡形成,淋巴管内皮细胞增生,管腔阻塞,淋巴结肿大。病变发展,可累及肠壁全层,引起肠壁增厚,黏膜表面形成肉芽结节。溃疡呈纵行,易形成窦道或瘘管。

2. 临床表现

本病以青壮年为主,主要表现为腹疼、低热、腹泻或便秘、食欲减退等。

3. 影像学表现

(1)X 线:病灶节段性分布,黏膜增粗,当侵及黏膜下层出现肉芽组织时,见卵石样或息肉样充盈缺损，并可见多发小刺状或典型的系膜侧纵行溃疡，系膜对侧可见成串的假憩室，可有激惹征，晚期伴有管壁增厚、僵硬、狭窄，瘘管、脓肿形成。

本病特征是病变呈阶段性分布、"卵石征"及纵行溃疡（图9-23）。

（2）CT：CT有利于显示穿孔后形成的肿块。

4. 诊断与鉴别诊断要点

钡餐造影为首选检查方法。本病须与肠结核鉴别。

（八）结肠癌

1. 病因病理

结肠癌好发生在直肠和乙状结肠，可分为三型：①增生型：肿瘤向腔内生长，呈菜花状；②浸润型：癌瘤沿肠壁浸润，使肠壁增厚，病变绕肠壁呈环形生长，使肠腔呈环形狭窄；③溃疡型：肿瘤主要表现为深而不规则的溃疡。

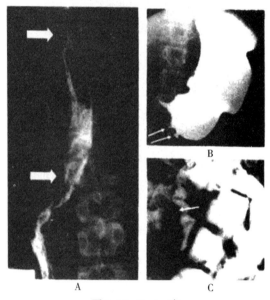

图9-23 Crohn病

钡剂造影食管病变呈节段性分布（A），胃窦大弯侧溃疡呈纵行、匍行性（B），肠瘘管形成（C）

2. 临床表现

临床表现为腹部肿块、便血和腹泻，或有顽固性便秘，也可以有脓血便和黏液样便。直肠癌主要表现为便血、粪便变细和里急后重感。

3. 影像学表现

（1）结肠气钡双重对比造影表现：①肠腔内可见肿块，轮廓不规则，肠壁僵硬、结肠袋消失，钡剂通过困难；②肠管狭窄，常只累及一小段肠管，狭窄可偏于一侧或环绕整个肠壁，形成环状狭窄，轮廓可以光滑整齐或不规则。肠壁僵硬，病变界限清楚，此型肿瘤易造成梗阻；③龛影，形状不规则，边缘不整齐，龛周常有不同程度的充盈缺损和狭窄。

（2）CT：CT重建技术可明确肿瘤的厚度与范围。

（3）MRI：MRI对直肠癌的浸润深度、范围有明确显示（图9-24）。

4. 诊断与鉴别诊断要点

盲升结肠癌须与增殖型肠结核鉴别（表9-1）。

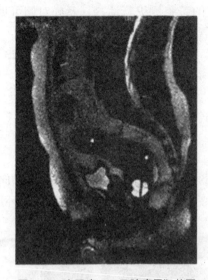

图 9-24　直肠癌 MRI 示肿瘤侵犯范围

表 9-1　回盲部常见疾病影像鉴别诊断

	肠结核	Crohn 病	溃疡型结肠炎	结肠癌
部位	盲肠、升结肠	回肠、盲肠	自直肠上行	乙状结肠、盲肠
分布	跳跃性	节段性	连续	局限
溃疡特征	表浅、刺状	纵行、口疮样	小、地图样	大，不规则
黏膜	可见正常黏膜	卵石样隆起	假息肉形成	破坏，环堤形成
激惹征	有	有	有	无
愈后管腔	缩短	狭窄	铅管样缩短变细	无

第五节　急腹症

一、胃肠道穿孔

（一）概述

胃肠道穿孔是常见的急腹症，是由于某种原因造成胃肠道破裂，使胃肠腔内的气体和液体逸入腹腔，引起腹腔积气继而发生局限性或弥漫性腹膜炎。常发生于溃疡、外伤、炎症、伤寒、缺血及肿瘤等，胃、十二指肠溃疡为穿孔的最常见原因。主要症状为突发性剧烈腹痛、呈持续刀割样，伴有恶心、呕吐、面色苍白、出冷汗。全腹压痛，腹肌紧张，腹壁坚硬呈板状腹。多数患者可有原发病史，如消化道溃疡及外伤病史。

（二）影像学表现

1. X 线

主要 X 线征象是腹腔内游离气体，立位 X 线检查，显示为膈下游离气体，可出现在一侧或双侧膈下，表现为线条状、新月状的透亮影，边缘清楚，其上缘为膈肌。在右侧，透亮影的下缘为致密光滑的肝脏影；在左侧，新月状透亮影下内为胃泡影，外下方为脾脏影（图 9-25）。大量气腹时可见双膈位置升高，内脏向下、内移，从而衬托出肝、脾、胃等脏器的外形轮廓。需要注意的是膈下游离气体并非是消化道穿孔的直接征象，所以，没有游离气体征象并不能排除胃肠道穿孔，这是因为以下几点。

（1）若气体量少或气体进入腹腔间隙，此时腹腔内并无游离气体。

（2）胃后壁穿孔时，气体局限于小网膜囊内。

（3）腹膜间位或腹膜后空腔器官向腹膜后间隙穿孔，气体进入肾旁前间隙及腹膜后其他间隙，出现积气征象，而腹腔内并无游离气体。

（4）空、回肠腔内本身没有气体，穿孔后也不会出现游离气体。

由于胃肠道穿孔后，胃肠液逸出不仅产生腹液征象，同时也形成腹膜炎，可使相邻的胁腹线模糊，甚至形成腹腔脓肿。

临床疑为消化道穿孔，应禁用钡剂造影检查，以免加重病情。但在必要情况下，为明确穿孔部位，可使用碘水造影，因为碘水在胃肠道通过迅速，进入腹腔后也能被吸收。此检查方法有时可显示消化道穿孔的直接征象。

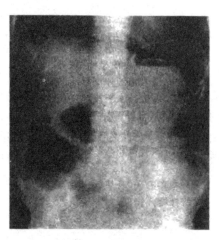

图 9-25 双膈下游离气体

2. CT 与 MRI

胃肠道穿孔后，可以有气体、液体进入腹腔，CT 和 MRI 检查不但可以显示腹腔内积气、积液及气液征象，还可显示继发的腹脂线模糊、肠曲反应性淤积、肠麻痹等征象。对于穿孔局部形成的腹腔脓肿的显示优于 X 线检查，而且增强扫描可见脓肿壁环状强化。

3. 鉴别诊断

膈下游离气体是诊断消化道穿孔的重要 X 线征象，但在做出肯定诊断之前应排除下列情况：人工气腹、腹部手术后残留气体、子宫输卵管通气术后、腹腔镜检查术后、阴道冲洗后及产气杆菌所致急性腹膜炎等。膈下游离气体主要与间位结肠鉴别。间位结肠是积气的结肠介于膈与肝脏之间而形成类似于膈下游离气体的影像，膈下形成较宽的透亮带，其中可见结肠袋间隔影。

总之，腹部平片检查为主，结合临床症状、体征和发病经过，易明确诊断。

常见原因见结肠肿瘤、扩张的结肠位于腹部周围，肠管明显扩张，内含大量气体等。典型 X 线表现是肠麻痹，肠运动减弱，存在困难。近年大提高。对于单扩张的近端肠 CT 表现有肠腔强化的征象系膜软组织象。

称为肠梗阻。引起肠梗阻的原因有肠壁受粘连带压迫、中以肠粘连最为常见。肠梗阻一般分为机械性、动力性性肠梗阻分为单纯性和绞窄性两种，前者只有肠道通障碍；②动力性肠梗阻分为麻痹性和痉挛性两种，肠系膜血栓形成或栓塞，造成肠血液循环障碍和肠肌吐、停止排便和排气。梗阻类型及部位不同，出现的症状、

有肠梗阻、梗阻类型、梗阻部位和原因。肠梗阻的类型和原因很多，

常见的原因为肠粘连。典型 X 线表现为梗阻以上肠曲扩张、积气、积液。

立位投照可见肠内高低不等液平面，可呈"阶梯状"，透视下可见液平面上下波动，仰卧位前后位投照可显示扩张肠管的形态，以确定梗阻的部位（图9-26）。梗阻以下肠腔萎陷元气或仅见少量气体。若上腹存在为数不多的扩张肠腔，其中有液平面，中下腹无充气扩张的肠腔，则梗阻位于空肠；若全腹部有多数充气扩张的肠腔，其中见多个液平面，结肠内无气体或有少量气体，但不扩张，则梗阻位于回肠远端。仰卧位投照时可显示扩张的空肠内见到较多横贯肠腔、密集排列的线条状或弧线状皱襞，形似鱼肋骨样影，称之为鱼肋征，其位置多在左中上腹。扩张的回肠表现为连贯的均匀透明的肠管，呈腊肠状，其位置多在中下腹或偏右。低位肠梗阻在仰卧前后位投照可见大跨度肠襻；立位投照可见高低不等的液平面，液面长度大都在3 cm以上。因此，可以根据扩张肠曲的范围和形态来估计肠梗阻的部位。而且应常规投照立位和卧位平片。

（2）绞窄性肠梗阻：属于机械性肠梗阻，是由于肠系膜血管发生狭窄，肠襻血供发生障碍，又称闭襻性小肠梗阻。常见的原因是小肠扭转、粘连带压迫和内疝等。基本X线表现是梗阻点以上的肠曲扩张、积气及液平面。典型X线表现为肠曲纠集和肠曲转角较急，由于嵌顿的肠襻内充满液体呈软组织团块影，形成"假肿瘤"征。另外还可出现咖啡豆征、小跨度蜷曲肠襻、长液面征、空回肠转位征、同心圆征等特殊征象。

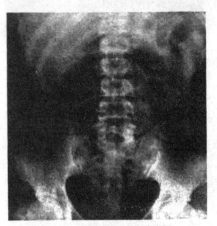

图9-26　小肠梗阻（仰卧位）
注：仰卧位腹部平片可见扩张的空肠

（3）结肠梗阻：结肠机械性梗阻也分为单纯性肠梗阻和绞窄性肠梗阻。□□□□□□□□腐、乙状结肠扭转、肠套叠等。典型X线表现为近段结肠充气扩张或有液平面。充气□□□□□□□□□并可显示出结肠袋间隔借以与小肠区别。如乙状结肠扭转，该段肠管双端闭钝□□□□□□□□量液体，立位时可见两个较宽的液平面，形同马蹄状，其圆顶向上可达中及上□□□□□□□下梗阻点。钡剂灌肠检查可以确定梗阻部位或原因。

（4）麻痹性肠梗阻：常见原因有腹部手术后、腹部炎症、低血钾症或腹部外□□□□胃、小肠和结肠均扩张积气，其中结肠积气较为显著，立位时可有液平面形成。由于□□□□透视下作短期间断观察，肠曲胀气程度及排列形式多无变化。

2. CT

腹部平片对肠梗阻的检出率为50%～70%，而且有时对于确定梗阻部位、梗阻性□□□□来随着多排螺旋CT问世，采用薄层快速扫描以及CT增强和CTA使肠梗阻的检出率大□□□纯性小肠梗阻，CT扫描可以显示出梗阻近端肠曲胀气扩张，肠内可见阶梯状气液平面□□□□管与正常管径的远端肠管间存在"移行带"，肠壁一般无增厚。对于绞窄性小肠梗阻，C□□□□扩张积液、肠壁增厚、肠壁密度增高或降低，增强扫描病变区域肠壁强化不明显，延时见缓慢□□还可出现缆绳征（系充血水肿的肠系膜血管呈扇形缆绳状增粗、边缘毛糙）、漩涡征（系肠□□□□和脂肪组织伴肠结构扭转的软组织肿块）、肠系膜模糊、腹腔积液、肠壁及门静脉内积气等征□

三、肠套叠

（一）概述

肠套叠分急性和慢性肠套叠两种。前者是常见的急腹症，多见于 2 岁以下小儿，又称儿童型肠套叠，其中 95% 以上为原发性肠套叠，即由肠蠕动的节律紊乱所致；后者多发于成人，故又称成人型肠套叠，多继发于结肠息肉和腺瘤。依病理解剖部位可将其分为三型：即小肠型、回结肠型和结肠型。主要临床症状是腹痛、便血和腹部软组织肿块。

（二）影像学表现

1. X 线

立位透视或摄片，腹部呈现肠梗阻的表现。低位肠梗阻可以做钡灌肠检查，以确定梗阻部位，同时又可整复肠套叠以达到治疗的目的。钡灌肠的典型 X 线表现为梗阻端呈杯口状或圆形充盈缺损。钡剂及气体进入套鞘内，附着于黏膜皱襞形成弹簧状影。对于小肠型肠套叠可采用钡剂造影，表现为套叠部位钡剂通过受阻，小肠排空时间延长；阻塞端肠腔呈鸟嘴状狭窄等征象。

对于回结肠型和结肠型肠套叠可用钡剂灌肠或空气灌肠复位。一般采用气钡灌肠进行肠套叠的诊断，而复位多采用空气灌肠。复位的指征应具备：①发生在 24 h 以内的套叠；②患者一般状况良好；③无发热、腹膜炎；④无肠坏死等征象。

有下列情况之一者应视为肠套叠复位的禁忌证：①发病超过 48 h；②全身情况不良，且有发热、脱水、休克等症状；③已出现腹膜刺激征。④怀疑有肠坏死。

复位成功的标准是：①肠套叠杯口状充盈缺损消失；②出现正常的盲肠影像；③大量钡剂或空气顺利进入小肠；④腹部柔软，肿块消失；⑤患者症状消失，安静入睡；⑥血便停止。在整复过程中需要注意的是将灌肠器压力控制在 8 ~ 10.7 kPa（60 ~ 80 mmHg），在透视监视下缓慢注气，必要时压力可增加至 15 kPa（120 mmHg），切忌强行继续加压，以免发生肠穿孔。在整复过程中，应尽量缩小照射野，减少对患儿的辐射量，同时用 2 mm 的铅橡皮盖住会阴部，给患儿以必要的防护措施。

2. CT

除典型的肠梗阻表现外，套叠部表现为特征性的靶征、腊肠样、香蕉状。

四、腹部外伤

（一）概述

腹部外伤分为闭合性和开放性损伤，闭合性损伤可涉及空腔脏器损伤和实质性脏器损伤，前者主要是指胃肠道破裂，影像学上主要表现为腹腔游离气体，在前已述及，后者临床上以肝、脾破裂为常见。临床表现上，肝、脾破裂多有下胸部或上腹部受到直接暴力或外伤病史，上腹部剧烈疼痛，出血及腹膜刺激征象等，不同脏器的损伤及其损伤程度不同所表现的症状和体征也不一样。

（二）影像学表现

腹部平片对实质性脏器损伤的检查价值有限，CT、MRI 和 USG 对其损伤的类型、程度均能比较准确地做出判断。特别是 CT 及 USG 具有简单、快速、准确等优点，作为腹部外伤的主要检查手段。以脾破裂为例，介绍其主要影像学表现。

1. X 线

腹部平片可表现为：脾脏增大，密度增高，脾外形轮廓模糊；结肠脾曲下移，胃体右移；腹腔内有游离液体征象。

血管造影 /DSA：随着 DSA 的临床广泛应用，选择性脾动脉造影是诊断脾破裂出血的有效检查方法。造影剂外溢是脾破裂的直接征象之一，确诊后可进一步行脾动脉栓塞治疗。

2. USG

脾内血肿表现为实质内有圆形或不规则形强回声、低回声或不均匀回声区，血肿边缘多不光整，无囊壁回声，如血肿已有机化，则表现为杂乱的分隔光带及网眼或多房状结构。脾包膜下血肿表现为脾实

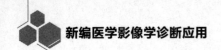

质边缘与包膜之间出现条带状或梭形无回声或低回声区。脾包膜破裂表现为包膜回声明显不规则或连续性中断或脾某一局部边缘不整，内部为低回声区伴无回声区，腹腔内大量出血可探及无回声区。

3. CT

脾包膜下血肿表现为脾外周半月形或双凸状等密度或低密度阴影；新鲜血液的 CT 值略高于脾的密度；增强扫描脾实质强化而血肿不强化。脾挫裂伤显示为脾实质内线条状或不规则形密度减低区。脾内血肿因检查时间不同而显示圆形或椭圆形略高密度、等密度或低密度阴影，对比增强扫描显示脾实质强化而血肿不强化。脾破裂合并有包膜不完整可见腹腔内积血，增强扫描可见造影剂外溢现象。需要注意的是平扫阴性应做增强扫描，初次扫描阴性，也应密切观察，以免遗漏迟发性脾出血的诊断。

4. MRI

与 CT 表现基本相同，但由于检查时间较长，急诊中临床应用受到限制。

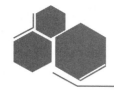

第十章　泌尿系统疾病

第一节　正常影像学表现

一、泌尿系统正常影像解剖

（一）X线检查

1. 腹部平片

肾脏：仅见肾影，蚕豆形，边缘光滑，密度均匀，内缘略凹为肾门所在。长 12 ~ 13 cm，宽 5 ~ 6 cm，T_{12} ~ L_3 之间，一般右肾略低于左肾。长轴自内上向外下斜，与脊柱形成的角为肾脊角，15° ~ 25°。输尿管与膀胱一般不显影。

2. 静脉肾盂造影（图 10-1）

先摄取腹部卧位平片；注入对比剂后 1 ~ 2 min，肾实质显影＋ 2 ~ 3 min，肾盏和肾盂开始显影，15 ~ 30 min，肾盏肾盂显影最浓；解除压迫带后输尿管和膀胱显影；行排尿动作，尿道显影。

输尿管（图 10-2）：①分段：腹段；盆段（膀胱）壁内段；②三个生理狭窄：肾盂相连处；与髂动脉交叉处；膀胱入口处。

3. 逆行性肾盂输尿管造影

图像与静脉肾盂造影相似，但均为单侧泌尿系显影，且可见经膀胱的输尿管插管影，肾实质不显影。

4. DSA

肾动脉期：肾动脉主干及分支显影。

肾实质期：肾弥漫显影，皮质较髓质明显，肾轮廓清晰。

肾静脉期：肾静脉显影，但不甚清晰。

（二）CT检查

1. 平扫及增强

增强分期。

2. CRU

利用分泌期图像重建。

3. CTA

利用皮髓质期图像重建，可见肾动脉主干及分支显影。

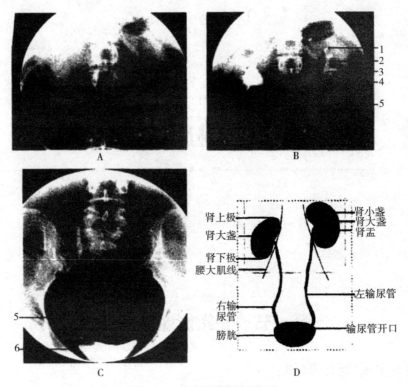

图 10-1　静脉肾盂造影各期图

A. 腹部卧位平片；B. 注射造影剂 15～30 min 肾盏肾盂最浓；C. 解除压迫带后输尿管和膀胱显影；

D. 静脉肾盂造影全泌尿系统显影示意图

1：肾小盏；2：肾大盏；3：肾盂；4：肾实质影；5：输尿管；6：膀胱肾：肾实质；肾盏（大展与小盏）；肾盂

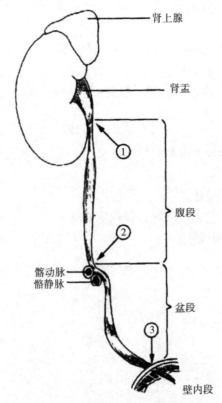

图 10-2　输尿管的三个生理狭窄示意图

膀胱：边缘光滑，椭圆形，可见肠管压迹或子宫压迹

4. CT正常解剖

（1）肾：肾皮质、髓质、肾柱、肾盏、肾盂。

①CT检查技术：扫描范围：扫描范围应与11 CT相上肾的位置一致，从肾上极至肾下极。一般层厚10 mm，层距10 mm，病变小时，采取层厚5 mm，层距5 mm，病变特别大时，也可采用层厚10 mm，层距10～20 mm。

具体要求：A. 口服造影剂：对于确定恶性肿瘤有无淋巴结转移或术后复查追踪，口服造影剂（稀释的水溶性碘剂）有利于病变与肠管的鉴别。B. 造影增强：除碘过敏及肾衰竭者外，原则上均应使用。a. 快速静脉注入60% Urografin 30～60 mL后立即开始扫描，并于检查中追加注入2～3次造影剂，每次15～25 mL，这样，肾动、静脉均能清楚显示。早期只肾实质被浓染，2～3 min以后肾盂、肾盏显影。b. 对恶性肿瘤性病变行动态扫描效果好。于平扫时确定病变层面，快速注入60 mL造影剂后行病变层面的连续快速扫描，能清楚显示肿瘤形态及肾血管，还可了解肾血流状态并判断肾功能。

②CT检查的适应证及其作用：CT是将肾病变横断面清楚地显示出来的非常有价值的无创性检查方法。但是，超声波检查也能很清楚地显示肾病变的横断面及其他断面，且不使用造影剂，也无放射线照射。因此，在肾病变的影像诊断中，应于普通肾盂造影之后，优先选择超声波检查，其中难于检查者以及疑难病例则是CT检查的适应证。

CT检查不仅能决定诊断，还可使血管显影及引导囊肿穿刺和活检。由于其能准确地定位可避免不必要的有创性操作。某些病例，只根据CT所见虽不能确定诊断，但一结合临床过程即会得出结论。

造影剂快速注入法CT扫描病变显示率很高，它能显示出肾静脉血栓以及肾动、静脉闭塞而致侧支循环的形成。

平扫及普通造影增强法时血管极丰富的肿瘤与正常肾实质界线不清，难于诊断。只能从肾轮廓突出异常以及其他检查方法而怀疑，行动态CT能显示出肿瘤血管而确诊。

此外，从动态CT所显示的肾实质的时相变化，反映肾实质内血流及尿流状态，对判断肾的循环障碍有一定价值。

CT检查对诊断肾疾患的价值概括如下。

肾肿瘤：囊肿和实质性肿瘤的鉴别。囊肿性病变超声波的诊断率很高，一般不必再行CT检查。对那些超声波不能确定者于囊肿穿刺前应行CT检查。对血管丰富的肾癌，有学者报告，血管造影未能诊断而CT确诊。因此，对超声波诊断实质性肿瘤，而血管造影未见明显肿瘤血管及血管壁的不规则改变时，应行CT检查。

肾癌和血管肌肉脂肪瘤的鉴别：两者都具有异常丰富的血管，肿瘤都可很大，包括血管造影在内的种种检查方法常难于鉴别，而CT扫描能很容易地检查出血管肌肉脂肪瘤中所含有的脂肪组织，得以鉴别。

肾癌的检出率：对小肿瘤的检出率CT优于超声波及其他检查法。肿瘤合并多发性囊肿者其他检查法易遗漏，CT检查、对比造影增强前后改变易于发现。但由于部分容积效应也有可能造成误诊，应予注意。Hippel-Lindon证候群，肾囊肿并发肾癌的可能性高，CT是很好的检查法。发现转移癌怀疑原发性肾癌时，即使其他检查方法肾正常，也应作CT检查。

肾癌、肾盂癌的分期：CT检查能根据肿瘤浸润范围和转移情况判断肿瘤的进展程度，从而决定肿瘤的分期。

急性肾盂肾炎、肾脓肿：CT检查可了解急性肾盂肾炎时肾实质的变化。CT检查对肾脓肿的诊断、脓肿穿刺部位的确定、观察治疗经过以及有无合并肾周围脓肿等很有价值。但对肾脓肿与急性肾盂肾炎引起的局限性炎症的鉴别诊断有困难，属诊断限度。

肾外伤：CT能清晰地显示肾周围血肿、尿肿，对肾破裂的诊断及经过观察很有价值。能诊断被膜下血肿。不仅能观察肾及周围变化，同时可检查是否合并腹腔内损伤。

肾术后经过的观察：肾切除术后超声波很难检查，确定有无肿瘤复发及脓肿形成则是CT的适应证。对肾移植后的检查，CT比超声优点多，能显示其积水、肿胀（排异反应），肾周围血肿、脓肿或淋巴水肿。

一侧或两侧无功能肾：在肥胖患者、超声检查困难者是CT的适应证，同时，对确定病因有一定帮助。

肾血管性病变、高血压：动态 CT 对闭塞性肾血管病变的诊断很有价值，并可了解肾功能障碍及侧支循环情况，还可显示大的动脉瘤及动静脉瘘。

CT 检查对高血压的作用为：诊断肾血管狭窄及阻塞性病变以及肾实质病变的有无。可同时了解肾上腺有无肥大及肿瘤。了解伴随高血压的动脉硬化性改变。

③肾脏的正常 CT 解剖：CT 横断面图像上，肾被其周围的肾周围腔及肾窦部脂肪组织所包围，轮廓清晰明了，呈边缘光滑的圆形或椭圆形软组织影像。右肾上极位于右肾上腺及十二指肠降部的后面，与肝右叶的后内侧相接，左肾上极位于脾的后内侧及左肾上腺的后方，胰尾部及脾静脉存在于左肾上极或中央部的前方。在肾门部，肾内侧凹陷，肾动、静脉及输尿管从前内侧入肾。肾下极内侧与腰肌相邻，前外侧，右为升结肠，左为降结肠。也有时升、降结肠位于肾的后方。

平扫时，肾实质密度均一，皮质与髓质不能区分。肾实质 CT 值正常为 30 ~ 50 HU，因水合状态不同而异，利尿作用越强则越低，有时可达 15 HU 左右。造影增强后，正常肾实质密度升高，CT 值为 80 ~ 120 HU。

肾盂肾盏平扫时因接近水密度，而比肾实质低，造影后浓度极高。与普通 X 线片相比，CT 的空间分辨率低，肾盂肾盏的细微结构形态的显示低于普通泌尿系造影。

于肾门高度，正常肾横径 5 ~ 6 cm，前后径 4 cm，肾实质厚度 1.5 cm，上下径为 10 ~ 12 cm。肾盂的大小各异，肾外肾盂从肾门向肾外突出，无闭塞所见，可与肾积水区别。肾盂位于肾动、静脉的后方，与输尿管相连。输尿管从肾盂向内侧于腰肌的前方下降至骨盆腔内，从后方入膀胱。平扫时，输尿管有时呈点状影像，有时不能辨认；造影增强后，呈高浓度点状影像。

肾静脉位于肾动脉的前方，比肾动脉粗大。左肾静脉比右肾静脉长，横走于主动脉前方入下腔静脉，这一 CT 解剖图像几乎每例都能看到。在主动脉前方，肠系膜上动、静脉于左肾静脉的前方呈上下方向走行。十二指肠水平部位于其前方，由于它们的压迫，于主动脉左方，正常情况下左肾静脉也显示很粗大。右肾静脉因呈锐角流入下腔静脉，多呈现圆形、椭圆形影像，也有时呈带状。肾动脉从主动脉分支，右侧经下腔静脉的后方入肾门部。两侧肾动脉都位于肾静脉的后方。肾动、静脉均因造影增强而浓染，肾动脉与主动脉同时浓染，稍迟即肾静脉浓染。

肾周间隙以前、后肾周围筋膜为界分为前后。内包含多量脂肪组织，肾及肾上腺存在其中。前、后肾筋膜于外侧融合成外侧圆锥筋膜。肾前间隙是以后腹膜及肾前筋膜为前后界线的腔，其内有胰腺，升、降结肠及后腹膜腔内的十二指肠。肾后间隙是以肾后筋膜及横筋膜为前、后界线的腔，主要由脂肪组织构成。由于肾前、后筋膜周围包以脂肪组织，于正常 CT 图像上，约有半数以上能显示其薄的线状影像。为清晰地观察它，需将窗宽调大。

肾脏正常动态 CT 所见时相变化：前期（注入造影剂后 45 s 内）：腹主动脉、肾动脉显影；肾皮质高度浓染；肾髓质轻度浓染；肾静脉显影；肾皮质浓度减低，但仍比髓质高。

后期（45 s 以后）：皮质、髓质近于等密度，两者界线不明了；髓质外层密度增高（45 ~ 90 s）；髓质内层密度增高，但肾盂、肾盏尚未浓染；髓质内层进一步浓染，肾盏也浓染（90 ~ 150 s）。

若于各时相分别测量腹主动脉、肾皮质、肾髓质外层及髓质内层的 CT 值，并画成曲线图，即形成肾皮质呈双峰性、髓质外层呈三峰性或双峰性、髓质内层呈单峰性之曲线。可反映出造影剂流经肾实质内血管及尿路的动态。例如，髓质外层的三峰性曲线，最初峰反映造影剂流入血管，第二峰反映造影剂流入肾小管，第三峰则反映流入集合管。

（2）膀胱与输尿管。①输尿管：薄壁小点状影；②膀胱：厚度均一的薄壁囊状影，内为均一水样低密度。增强扫描膀胱壁可见强化，3 ~ 6 min 后造影剂进入膀胱腔内。

①CT 检查方法

扫描范围：下缘自盆腔底起，向头侧扫描到膀胱底止。层厚 10 mm、层距 10 mm，或层厚 5 ~ 8 mm、层距 5 mm。为判断转移淋巴结，可向头侧增加扫描到骨盆入口，增加部分层距为 10 ~ 20 mm。

CT 检查注意事项：检查前即刻注射解痉剂。Glucagon 1 ~ 2 mg 静脉注射或 654-2 20 mg 肌肉注射。膀胱内充盈造影剂。可由导尿管逆行注入气体（空气或 CO_2），或稀释的造影剂；也可经静脉注射 60%

泛影葡胺 10 ~ 20 mL。膀胱内密度较低的造影剂有利于较小病变的显示。当观察膀胱后壁的病变，或判断病变是否带蒂时，可变换患者的体位（俯卧、侧卧或斜位），以利于显示病变。在扫描开始前大容量稀释造影剂（30% 泛影葡胺 300 mL）静脉点滴，能使输尿管持续充盈造影剂。尿道的 CT 扫描可在尿道内插入 Foley 导管。必要时，直肠内灌注 1% ~ 2% 泛影葡胺 200 mL。

②CT 在膀胱输尿管检查中的作用

CT 扫描能对膀胱肿瘤进行分期，了解肿瘤侵犯膀胱壁、周围脏器的程度，了解有否淋巴结转移。盆腔淋巴结与附近的静脉 CT 较难区分。一般认为淋巴结大于 8 mm 为可疑病变。但是，CT 对小于 20 mm 的转移淋巴结还是容易漏诊。CT 扫描能对膀胱肿瘤手术或非手术治疗的疗效进行追踪。CT 扫描对膀胱壁增厚的原因是炎症还是肿瘤较难鉴别。当前列腺中叶肥大或前列腺肿瘤时，可在充满造影剂的膀胱内见到低密度圆形阴影。在作大面积盆腔手术，或不经常作的复杂盆腔手术时，通过 CT 扫描显示输尿管与手术脏器的关系将有助于外科及妇科医生手术操作。

③膀胱和输尿管的正常 CT 解剖

膀胱为肌性器官，中层环行肌最厚，内层和外层为纵行肌。中层环行肌在膀胱颈部组成内括约肌。

膀胱空虚时呈锥体形，顶端细小，向前上方，称膀胱顶；底部膨大，向后下方，称膀胱底；顶底之间称膀胱体。各部分界不很明确。输尿管末端进入膀胱底的外上角，下角有尿道内口。3 个开口组成膀胱三角区，位置较固定。膀胱前方有腹直肌，后方可见子宫或贮精囊，侧方有圆韧带或输精管（呈由前向后内斜行的条状密度较高影），后外侧在增强后可见输尿管。

一般成人膀胱平均容量为 300 ~ 500 mL，最大可达 800 mL。空虚时膀胱顶不超过耻骨联合上缘，充满时可上升到腹腔，此时内壁光滑。膀胱壁的厚度由充盈程度而异，但均匀一致，厚 1 ~ 3 mm，一般在 2 mm 以下。

输尿管全长 25 ~ 30 cm，直径为 4 ~ 7 mm。输尿管为腹膜外位，起自肾盂下端，沿腰大肌下降入骨盆，最后斜穿膀胱壁开口于膀胱。膀胱空虚时，两侧输尿管开口相距约 2.5 cm。膀胱充盈较满时可增至 5 cm。偶见输尿管异位，如髂动脉后输尿管、下腔静脉后输尿管或双输尿管等。

（三）MRI 检查

1. 平扫

（1）肾：T_1WI 肾皮质中等信号，肾髓质低信号，肾周及肾窦脂肪呈高信号。T_2WI 肾皮髓质信号相近，均为高信号，肾窦脂肪呈中高信号。

（2）输尿管：在 T_1WI 及 T_2WI 上均为点状低信号。

2. MRU

MRU 可显示肾盏、肾盂、输尿管及膀胱。

3. MRA

肾血管的正常表现同 CTA 检查。

（四）超声检查

1. 肾脏

肾包膜：明亮回声线。

肾窦：不规则的密集强回声区。

肾实质：皮质及肾柱为低回声；髓质回声更低，呈圆形或三角形结构，即肾锥体。

2. 输尿管

正常者不显示。

3. 膀胱

膀胱壁厚 1 ~ 3 mm。黏膜为明亮的回声线，肌层则为中等回声带。

二、肾上腺正常影像解剖

肾上腺是人体重要的内分泌腺，由皮质、髓质和基质组成，能产生多种激素。

（一）CT 肾上腺解剖

总宽度不超过 1 cm。成"人"形，由体部和内、外两后支组成，后支上部紧贴，下部分开成钝角。右侧肾上腺紧邻下腔静脉，靠近肝包膜；左侧肾上腺紧邻脾静脉。

（二）MRI 正常肾上腺信号

常规 T_1WI 和 T_2WI 像上，信号类似肝实质。明显低于周围脂肪组织。

三、腹膜后腔正常影像解剖

1. 前后界后腹壁 – 腹横筋膜。

2. 上下界横膈 – 盆腔。

3. 分区肾前间隙：胰腺、十二指肠 2 ~ 4 段、升降结肠、淋巴结及肠系膜，肝脾胰腺血管。肾周间隙：肾脏、肾上腺、肾盂、近侧输尿管、肾血管。肾后间隙：不含器官，内有脂肪、淋巴组织及血管走行。

第二节　异常影像学表现

一、泌尿系统基本病变的影像学表现

（一）腹部平片的异常征象

1. 肾脏

大小异常：肾影增大——重复肾、肾积水、肾肿瘤；肾影减小——肾发育不良、肾缺血、慢性肾盂肾炎。

形态异常：异常肾影——马蹄肾、驼峰肾、分叶肾。局部突出轮廓之外——肾肿瘤。肾影模糊——肾周脓肿或血肿。局部凹陷——肾梗死、慢性肾盂肾炎。

密度异常：高密度影——钙化。低密度影——较大的囊肿。

位置异常：肾外病变压迫所致或为先天性异位肾（图 10-3）。

2. 输尿管

输尿管走行区的高密度钙化影。

圆形密度影：多为结石。

条状或双轨状高密度影：结核钙化。

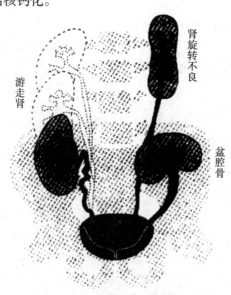

图 10-3　先天性肾异常示意图

3. 膀胱

膀胱区的高密度钙化影。

椭圆形致密影：结石钙化。

细点状、絮状或线状致密影：肿瘤钙化。

（二）静脉肾盂造影的异常征象

1. 肾实质显影异常

不显影：说明肾功能丧失，如晚期结核、晚期肾积水等。

显影浅淡：说明肾功能减退，如肾动脉狭窄等。

显影增浓滞留：输尿管结石梗阻。

形态异常：可参考腹部平片所见进行分析。

2. 肾盏肾盂异常（图 10-4）

数目、位置异常：先天性发育异常。

受压、变形、移位：推压性改变，见于肾内囊、实性肿块等。

破坏：周围浸润性改变，见于肾结核、恶性肿瘤等。

充盈缺损：内生性病变，见于肾盂内肿瘤、血块、气泡等。

扩张积水：下位梗阻性病变。

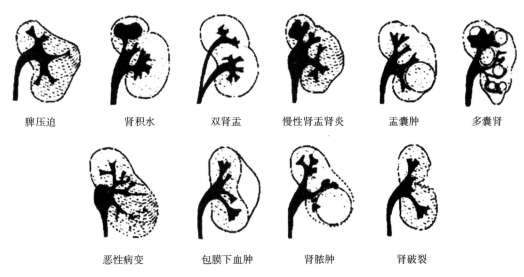

脾压迫　　肾积水　　双肾盂　　慢性肾盂肾炎　　盂囊肿　　多囊肾

恶性病变　　包膜下血肿　　肾脓肿　　肾破裂

图 10-4　肾盂造影异常示意图

3. 输尿管异常

狭窄：输尿管炎症及肿瘤；周围脏器病变所致，如腹膜后纤维化。

充盈缺损：肿瘤、血块、气泡等。

扩张积水：多见于下位梗阻性病变。

4. 膀胱异常

形态不规则：单发或多发的囊袋状外突，见于各种原因引起的膀胱憩室。

充盈缺损：膀胱肿瘤、结石、血块或前列腺肥大向内突入。

5. 膀胱输尿管反流

逆行肾盂输尿管造影时可见，见于先天性异常、尿路感染、膀胱出口梗阻等。

（三）DSA 的异常征象

1. 肾动脉狭窄

动脉粥样硬化、大动脉炎、肌纤维发育不良及先天性肾动脉发育不良等（鉴别诊断见常见疾病之肾动脉狭窄部分）。

2. 肾动脉闭塞先天性、炎症性、外伤性、肿瘤性、血栓形成或栓子栓塞。

3. 肾动脉扩张局限性的囊状或梭状扩张。即肾动脉瘤：可因动脉粥样硬化、纤维肌发育不良和外伤、感染等引起。

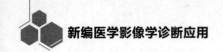

（四）CT 及 MRI 的异常征象

1. 肾大小、形态和位置异常。肾实质 CT 密度及 MR 信号异常常见表 10-1。

表 10-1　肾实质 CT 密度及 MR 信号常的常见病因

CT 密度	MRI 信号	病因
水样密度，囊性	T_1WI 低信号 T_2WI 高信号	各种囊肿
混杂密度内有脂肪密度	混杂信号，内有 T_1WI 高信号 T_2WI 高信号，压脂序列信号压低	错构瘤
混杂密度	混杂信号	恶性肿瘤
高密度肿块	T_1WI 高信号 T_2WI 高信号	囊肿出血或血肿
高密度	T_1WI 低信号 T_2WI 高信号	钙化、骨化
中等密度，可明显强化		血管
中等密度，强化不明显		纤维组织增生

肾盏和肾盂异常：高密度影——结石。

腔内的软组织密度肿块：多见于肿瘤。

扩张积水：下位梗阻。

肾周异常：脂肪密度增高——炎症、外伤及肿瘤。

筋膜增厚：炎症外伤及肿瘤。

积液积血：多因炎症或肿瘤引起。

2. 输尿管

梗阻所致的扩张积水：上方输尿管扩张增粗，其内呈水的特征改变。

梗阻的病因：①肿块：输尿管本身的肿瘤及周围邻近脏器的肿瘤；②结石：输尿管内钙化影。

3. 膀胱

大小、形态异常：憩室、挛缩、扩张积水。

腔内肿块：肿瘤——相对固定，可强化；结石或血块——可动，不强化。

膀胱壁增厚：弥漫性——炎症或慢性梗阻所致。

局限性：肿瘤、周围脏器（如前列腺）炎症或肿瘤累及膀胱。

（五）USG 的异常征象

1. 肾脏

肾窦回声异常：强回声伴声影——结石；无回声区——积水；低回声——肿瘤或血块。

肾实质回声异常：无回声区——囊肿类；低回声区——小肾癌或 Willms 瘤；不均匀回声伴无回声区——肾癌；强回声区——血管平滑肌脂肪瘤。

2. 输尿管

积水——迂曲粗大的管状无回声影；梗阻原因——结石、肿物等。

3. 膀胱

膀胱壁回声异常：壁增厚伴回声增强或减弱；壁局限性突出。

膀胱腔内回声异常：强回声常见于结石；中低回声常见于血块。

二、肾上腺基本病变影像学表现

大小形态异常。①增大。横径粗于同侧膈脚宽度，肾上腺增生；②缩小：肾上腺萎缩。结节或肿块，应注意与肾脏上极肿块鉴别。常见的肾上腺肿块见表 10-2。

表 10-2　常见的肾上腺肿块的鉴别

CT 密度	MRI 信号	病因
水样密度	长 T_1 长 T_2	肾上腺囊肿
均一软组织密度	T_1WI 及 T_2WI 信号与肿实质相似	肾上腺腺瘤、转移瘤
含脂肪密度的混杂密度	不均质，内有脂肪信号	髓样脂肪瘤
较大、软组织密度、坏死、囊变，强化明显但不均匀	较大、信号不均，不均一强化	嗜铬细胞瘤、皮质癌

第三节　肾脏疾病

一、肾癌

（一）概述

肾癌即肾细胞癌，是最常见的肾恶性肿瘤，约占肾脏恶性肿瘤的 85%，主要发生在老年人，男性多于女性。肿瘤好发于肾上极或肾下极，多为单发，常为实质性不规则肿块。肾癌典型的临床表现是无痛性血尿和腹部肿块。

（二）影像学表现

1. X 线表现

较大肾癌可致肾影局部增大。尿路造影检查时，肿瘤压迫使肾盏拉长、移位、变形，肾盏颈部狭窄，远端扩张积水，肾盏边缘毛糙不规则，这是肾癌的常见 X 线征象；肿瘤较大累及多个肾盏，可使受累肾盏互相分离和移位，形成"握球状"或"蜘蛛足"样表现。肾动脉造影动脉期显示肾动脉主干增粗，肿瘤周围肾动脉分支受推移、分开、拉直；肾实质期肿瘤内造影剂聚集，肿瘤区不均匀或不规则密度增高的肿瘤染色；静脉期还可显示肾静脉主干及其属支内癌栓或继发血栓形成的充盈缺损影。

2. CT 及 MRI 表现

平扫可见肾实质呈类圆形或分叶状肿块，与正常组织分界不清，密度均一，相当或略低于邻近的肾实质（图 10-5），偶为略高密度或混杂密度。T_1W_1 肿块信号多为低信号，T_2W_1 则多呈混杂信号。增强时肿块有不同形式和程度强化。MRI 检查的重要价值还在于确定肾静脉和下腔静脉内有无瘤栓及其范围，发生瘤栓时，血管内的流空信号消失。

3. 超声表现

肾表面常有隆起，并可见边缘不光整的肿块，呈强弱不等回声或混合性回声，可有坏死、囊变所致的局灶性无回声区。血管内瘤栓致腔内有散在或稀疏回声；淋巴转移呈低回声，位于肾动脉和主动脉周围。

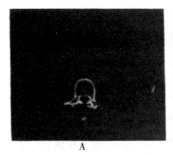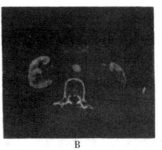

A　　　　　　　　　　　　B

图 10-5　左肾癌 CT 检查

A. 平扫显示左肾一类圆形混杂密度病变，与正常组织分界不清；B. 增强检查见左肾病变呈不均质强化

（三）诊断要点、鉴别诊断及检查方法的比较

1. 诊断要点

（1）临床表现是无痛性血尿和腹部肿块。

（2）影像学表现为肾实质呈类圆形或分叶状肿块，并使肾盏拉长、移位、变形，有时可见血管

内瘤栓。

（3）可并发肾积水。

2. 鉴别诊断

少数囊性肾癌须与有感染、出血的肾囊肿鉴别。

3. 检查方法比较

肾癌的影像学诊断主要依赖 CT 和超声检查，MRI 的优点是可确定血管内有无瘤栓。

二、肾囊肿

（一）单纯性肾囊肿

1. 基本病理

单纯性肾囊肿单纯性肾囊肿（Simple cyst of kidney）是最常见的肾脏病理异常。一般为单侧和单发，也有多发，双侧发生很少见。单侧和单个肾囊肿相对无害。任何年龄均可发生，多数见于 60 岁以上。

多见于肾下极。囊壁薄，为单层扁平上皮。外观呈蓝色。囊内为清亮琥珀色液体，5% 为血性液体。囊肿表浅，但也可位于皮质深层或髓质，与肾盂肾盏不相通。囊肿较大时使肾外形改变。可压迫邻近正常组织，下极囊肿可压迫输尿管引起梗阻、积液和感染。囊肿起源于肾小管。病变起始为肾上皮细胞增殖而形成之肾小管壁囊状扩大或微小突出，其内积聚了肾小球滤过液或上皮分泌液，与肾小管相通。最终囊壁内及其邻近的细胞外基质重组，形成有液体积聚的独立囊，不再与肾小管相通（图 10-6）。

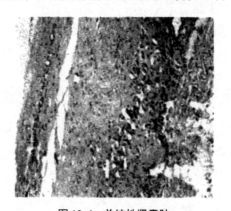

图 10-6 单纯性肾囊肿

囊壁为纤维结缔组织，局部玻璃样变性

2. 临床主要信息

多数无症状，体检时偶然发现。但当囊肿较大，可有腰痛。囊肿出血时，可有剧痛。

3. 影像诊断病理基础

由于病理为良性病变，影像表现为密度均一囊壁光滑菲薄的囊性病变，较大者可以改变肾脏轮廓（图 10-7）。

（二）多囊肾

1. 基本病理

多囊肾（Polycystic kidney）是一种常染色体显性遗传病。本病常于成年时出现症状。囊肿在出生时即已存在，随时间推移逐渐长大，抑或在成年时发生和发展尚未完全阐明。但大多数患者的病变可能在胎儿时期即已存在。绝大多数为双肾异常。两侧病变程度不一致。其特征是：全肾布满大小不等的囊肿，直径由刚能分辨至数厘米不等。乳头和锥体常难以辨认。肾盂肾盏明显变形。囊内有尿样液体，出血或感染时呈不同外观。根据细胞学特点及囊液钾、钠、氯、氢离子及肌酐和尿素浓度测定，可估计其起源，即近端或远端小管。光镜下发现囊肿间有肉眼不能见到的正常形态组织。常可见到继发性肾小球硬化、肾小管萎缩或间质纤维增殖。囊壁上皮为低立方细胞。透射和扫描电镜检查，显示囊壁为单纯简单上皮，细胞缺乏尖的微绒毛，含有少量线粒体和其他细胞器。囊肿进行性长大，造成对肾实质的压迫和并发症的发生，最终导致肾衰竭（图 10-8）。

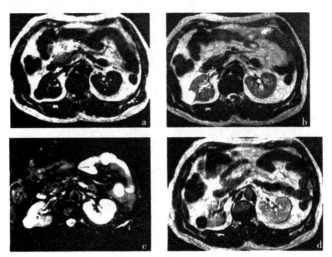

图 10-7　单纯性肾囊肿

（a）横轴位 T_1WI；（b）轴位 T_2WI；（c）横轴位 SPIR；（d）横轴位 T_1WI 增强扫描：右肾中极囊肿突出于肾轮廓外，界线清楚，无强化

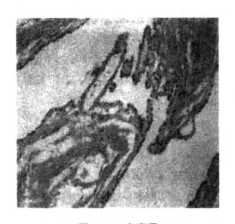

图 10-8　多囊肾

肾脏大体呈多囊状，镜下囊腔多，囊壁被覆一层立方上皮

2. 临床主要信息

大多 40 岁左右出现症状，主要症状有腰背或上腹部胀痛、血尿、尿路感染、高血压。晚期可出现尿毒症症状。血清肌酐进行性升高，肾浓缩功能不良。

3. 影像诊断病理基础

该病为遗传性疾病，肾脏多发囊肿，肾脏体积增大，这是该病的特点。同时该病在肝脏、胰腺亦可有多发囊肿表现（图 10-9）。

三、肾盂癌

（一）基本病理

肾盂癌（Renal pelvic carcinoma）大部分为移行细胞癌，少部分也可为鳞癌或腺癌，是发生于肾盂和肾盏上皮的癌肿。肾盂的移行细胞癌多数发生于成年人，占该部位原发癌的 7%，儿童病例也有报道。约 1/4 的病例有服用镇痛药的历史，并可合并肾乳头坏死。部分病例曾有应用二氧化钍的病史。近年来报告肾盂肿瘤可为环磷酰胺治疗的并发症。先天畸形的马蹄肾的患者，肾盂移行细胞癌的发生率也较高。40% 的泌尿道移行细胞癌患者是同时或相继多点发生，并且可与肾细胞癌同时发生。

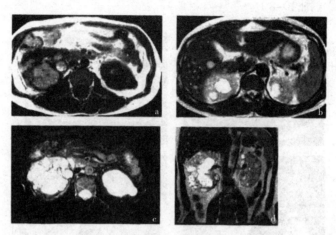

图 10-9　多囊肾

（a）横轴位 T_1WI；（b）横轴位 T_2WI；（c）横轴位 SPIR；（d）冠位 T_2WI：双肾体积增大，表面不光整，双肾内见多个大小不等类圆形异常信号灶，其内多为短 T_1、长 T_2 混杂信号，右肾为著。肝脏内见弥漫类圆形长 T_1、长 T_2 信号

大体检查与膀胱移行细胞癌相似，表面呈平滑半透明状，质软灰红色。生长于肾盂内并可呈树枝状侵犯输尿管。Ⅲ级和Ⅳ级癌可浸润于肾实质乃至肾被膜。与肾细胞癌的区别在于肿瘤呈白色或灰白色，具有颗粒状外观，并明显地自肾盂向周围浸润。常有侵犯肾静脉的现象，并可延伸至下腔静脉。输尿管的移行细胞癌可发生于任何节段，并可使病变近端明显扩张。一些肿瘤可混有小细胞癌存在。另一些肿瘤则可具有横纹肌样和滋养叶上皮细胞的分化，甚至全部呈现绒毛膜上皮癌样表现。肿瘤沿肾盂黏膜扩散，偶可逆行扩散至集合管，少有侵犯肾皮质。若为鳞、腺癌也可血行转移至肺、肝等器官（图 10-10）。

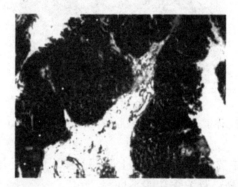

图 10-10　肾盂癌

移行细胞异型性明显，排列紊乱，层数增多，血管丰富

（二）临床主要信息

血尿是肾盂癌的一个显著临床表现，有时可有腰痛，晚期可有腹部肿块。尿细胞学检查亦有助于诊断。

（三）影像诊断病理基础

肾盂癌来源于肾盂和肾盏上皮，因此肿瘤与肾实质之间有肾盂的移行上皮及上皮外的少量结缔组织和平滑肌构成被膜相隔，因而癌肿与肾实质之间可有明显的分界。CT 平扫可见病灶为低密度，而肾实质的密度较高。MRI 在显示癌肿与肾实质的界面上更加清晰，两者的密度差别为病变起源的定位提供了有力的依据。肾盂癌血供欠丰富，生长较为缓慢，较少出现坏死、液化。转移主要直接侵犯或局部淋巴转移，对血管的侵犯较少，肾皮质亦较少侵犯。故而影像特征以占位效应为特征的影像表现，如肾盂肾盏的狭窄、截断、充盈缺损；肾盂周围脂肪向外移位。可继发肾积水、肾轮廓增大。增强表现为轻、中度强化。肾皮质受压，向外推移。以及沿黏膜扩布的表现。进而可以与血块、结石、肾细胞癌等相区别（图 10-11，图 10-12）。

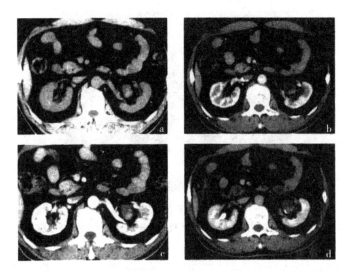

图 10-11　肾盂癌

（a）CT 扫描；（b）皮质期；（c）髓质期及（d）延迟期：左肾盂内可见软组织密度块影，明显强化，肾盂受压变小

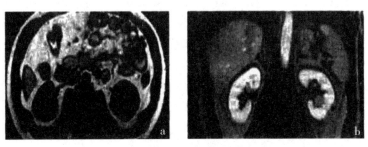

图 10-12　肾盂癌

（a）横轴位 T_1WI；（b）冠位 T_1WI 增强扫描：局限型肾盂癌，界限清楚，肾盏受压移位

四、肾脏感染性疾病

（一）急性肾盂肾炎

本病主由大肠埃希菌经尿路逆行感染，次为副大肠埃希菌、变形杆菌感染，偶有球菌感染等所引起；除经逆行感染外，也可由血液、淋巴道等途径感染。病变好发于髓质，后波及皮质，可呈局灶、多发性和弥漫性改变。急性期，有渗出，水肿、肾增大或伴有出血。临床常有发热、寒战、白细胞增高，以及尿频、尿痛、尿急、血尿、脓尿等。如治疗及时病变可吸收，否则，可进展为肾脓肿，如反复感染半年以上则易导致慢性肾盂肾炎。

1. X 线表现

（1）肾影增大，患侧肾功能差，造影剂排泄延迟。

（2）肾盏变窄内外方。

（3）患侧腰大肌模糊。

（4）约 1/4 患者发现肾乳头尖端呈虫蚀状坏死。

2. CT 扫描

（1）患肾增大，肾实质内见点状或片状低密度，边界欠清晰（图 10-13）。

（2）增强扫描，肾皮质、髓质分界不清，造影剂排泄减少，肾周见条、片、点状密度减低区。

（3）肾周脂肪内有斑条状影，为炎性浸润。

（4）吉氏筋膜增厚。

（5）肾周间隙可能有气影。

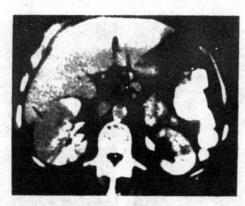

图 10-13　急性肾盂肾炎
增强 CT 可见增大的肾脏内有多发性密度减低区提示了间质内感染（箭头）（↑）

3. MRI

T_1WI 像，患肾影大或局限增大呈低信号，T_2WI 肾局部呈炎症，水肿的为略高信号。

（二）慢性肾盂肾炎

本病是由于急性肾盂肾炎未能获根治而逐渐转入慢性，临床也称慢性萎缩性肾盂肾炎或反流性肾盂肾炎。病变主要波及肾间质、肾小管、肾小球，由于不规则分布的纤维瘢痕与残留肾组织增生导致肾萎缩和变形，进行性破坏，可致慢性肾衰竭。临床上主要有乏力、食欲缺乏、体重减轻、头昏、头痛、贫血、高血压、水肿等，如合并结石，则有腹痛、血尿等症状。

1. X 线表现

腹部 X 线平片可见肾影缩小，边缘不甚规则，高低不平或有局部凹陷区。可见肾盏变形、杯口形状扭曲，肾盏漏斗部狭窄、顶端扩大，肾盂变形、狭窄，肾盂、肾盏充盈细小，肾实质变薄，肾功能损害致肾显影延迟和密度减淡，输尿管常有扩张。

2. CT 扫描

增强 CT 扫描，可显示一侧或两侧有肾盂变形、扩张、积水，两侧形态不对称，肾实质厚度不均一，肾窦脂肪增多，肾实质强化密度不均，局部肾皮质变薄，加上相应肾盏扩大为本病特征性改变。

3. MRI

双肾影缩小，肾皮质变薄，呈肾积水状，显示长 T_1、长 T_2 改变。

（三）气肿性肾盂肾炎

本病是指暴发性坏死性肾盂肾炎，多单发，常伴有糖尿病，当产气杆菌进入肾时，则产生气体，导致气肿性肾盂肾炎。常有寒战、高热、腰痛，甚至休克。

1. X 线表现

腹部 X 线平片肾内和（或）肾周有泡状低密度气影。IVP 患肾多不显影，排泄延迟。

2. CT 扫描

（1）肾影大。

（2）肾实质内有多处低密度气泡影。

（3）肾周筋膜增厚，肾周弥散气泡影。

（四）黄色肉芽肿肾盂肾炎

本病是一种特殊类型的肾慢性肉芽肿性肾实质破坏性炎症，少见。易与肾肿瘤及化脓性炎症混淆。病因目前尚不太清楚，有人认为局部免疫力低下致非特异性细菌感染以及综合因素（如结石、梗阻、供血不足等）作用所致。主要病变为肾组织进行性破坏和类脂质释放，巨细胞吞噬后者转变为泡沫细胞（或称黄色瘤细胞），镜下可见特征性泡沫细胞和慢性炎症改变。多见于中年妇女，常伴结石病变。多反复低热、腰痛、夜尿多。

1．X 线表现

腹部 X 线平片患肾影大，常伴结石，IVP 对弥漫性病变者，肾显影常淡薄、延迟，对诊断有一定难度。另外，可显示肾内瘢痕所致轮廓改变以及尿路梗阻和肾盂积水，尤其可显示肾皮质变薄，相应区肾盏变钝为本病特点。

2．CT 扫描

病变呈弥漫者（图 10-14），其特点为：①肾影弥漫增大；② 80% 有肾集合系统结石；③肾实质内有多发囊性、实性占位，常以肾盂、肾盏为中心分布。若有部分结石阻塞，可致肾积水，或可能出现脓腔。增强片上，囊性占位周边强化；④肾窦脂肪下降，系慢性炎性纤维组织增生、坏死；⑤肾周筋膜增厚，肾周、肾旁间隙渗液。严重者致后腹壁及腰大肌脓肿或形成皮肤瘘。病变局限者，平扫为肾实质内呈局限性实性占位，受累肾段分泌功能下降，毗邻病变有结石。

3．MRI

肾影大，不规则。注射 Gd-DTPA 增强，于毛细血管期，病变轻微增强，延迟增强扫描，肾周炎症显著，肾收集系统扩大，还可见无信号的结石影。

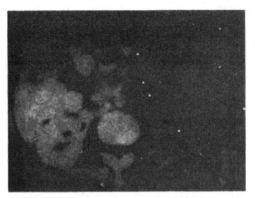

图 10-14 黄色肉芽肿肾盂肾炎

增强 CT 扫描，左肾实质内多发囊性、实性占位，内见强化的分隔，腰背部也见脓腔（▲），右肾正常

（五）肾脓肿

肾脓肿为肾实质内细菌感染、肾局限性炎症液化、坏死，导致脓液积聚。主要由血行感染（葡萄球菌），其次，也有上行性感染（即感染来自尿路系统），加上患者抵抗力低下和入侵细菌数量多、毒性强，即可形成急性肾脓肿。初期肾脓肿较小，后集合成分房分隔脓肿，继之小脓肿融合成大脓肿，如破入肾被膜、侵及肾周，可形成肾周脓肿。临床起病突然，有寒战、高热和菌血症表现，尿内可找到脓细胞。

1．X 线表现

腹部 X 线平片患侧肾影大、模糊，腰大肌不清或消失。IVP 肾影延迟，较淡薄。多个小脓肿融合成大脓肿时，可见肾盂、肾盏受压，呈占位性病变改变；若破入肾盏，则形成肾盂积脓。

2．CT 扫描

急性肾脓肿患肾影明显增大，局限性隆起。平扫时，呈广泛水肿低密度；增强 CT 扫描，因肾排泄功能差，肾实质强化下降，当肾脓肿增大时，常呈两种类型改变（图 10-15）：①非均匀性实性肿块；②为中央大片坏死的囊腔占位病变。前者，密度不均，示造影剂不同程度的强化；后者因坏死，中央不强化，但脓肿壁增厚明显，并且宽窄不一，呈环状强化带，有时可呈典型同心圆征，此征常系慢性期肾脓肿特点；③当病变继续波及肾周、肾旁间隙则形成肾周、肾旁脓肿，甚至形成腰大肌脓肿、后腹壁脓肿，此时肾周、肾旁间隙消失，后腹壁与腰大肌影模糊不清；④肾内、肾周、肾旁脓肿内出现气体影或液气平面，则可确定本病。

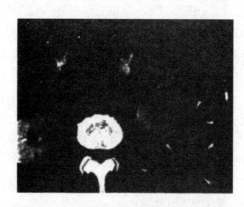

图 10-15 肾脓肿

左肾外后侧见多个类圆状低密度灶，边缘为脓肿壁（▲），病变向外侵及导致后背部腹壁多个较大脓肿，壁完整

3. MRI

在急性肾脓肿，水肿明显，肾影增大，皮质、髓质分界不清，整个肾脏在 T_1WI 像上呈低信号，在 T_2WI 像上呈高信号，但脓腔壁仍呈低信号。经 Gd–DTPA 增强，脓肿腔不强化，脓肿壁呈环形强化。若有气影则示极低信号小圆形影。

（六）肾乳头坏死

肾乳头坏死，是由于局限于肾乳头处髓质循环障碍，血流缓慢而淤滞造成乳头缺血坏死。一般分为急性和慢性两种，以慢性常见。大多数患者是继发于其他疾病，直接和间接损害肾脏，如糖尿病，尿路梗阻继发感染，也可由长期服用非那西汀、阿司匹林等药物所致。在急性期多有寒战、高热、肾区疼痛，甚至急性肾衰竭等。在慢性期，有时则表现为肾盂肾炎、膀胱炎的相应症状。

1. X 线表现

腹部 X 线平片，于急性期示肾影大，慢性期则示肾影缩小，偶尔肾乳头坏死区有钙化影。

2. IVP 和 MRU

大剂量 IVP 以及 MRU 对本病诊断有其价值。其特点为：①肾盂显影后，见肾小盏边缘模糊，呈虫蚀状；②肾乳头发生溃破时可与肾盏相通；③造影剂进入到未显脱落的乳头周围，则形成"环状"影，当造影剂进入乳头脱落后的空洞内，则构成斑点或柱状影。倘若肾小盏或肾盂内出现"充盈缺损"，则为乳头坏死后脱落的佐证。

（七）肾结核

原发病灶的结核杆菌经血行进入肾脏后，多停留在肾小球周围毛细血管丛内，当机体免疫力低下，生理因素以及内分泌发生改变时，即导致肾结核。以继发性结核为特点，结核杆菌进入肾锥体乳头部，肾盂、输尿管、膀胱等处引起肾髓质的干酪坏死、空洞、纤维化。多见于 20～40 岁成年人。在临床早期常无症状，到了晚期，即有血尿、脓尿、腰痛以及膀胱刺激症状（尿频、尿痛、尿急），偶有发热。

1. X 线表现

腹部 X 线平片肾区常可见到云絮状，环状、花边状钙化，能描绘出脓腔轮廓，全肾钙化（图 10-16），则为肾自截表现。肾影可大（约占 60%）、可小（约占 40%）。IVP 示肾小盏顶端模糊，呈毛刷状虫蚀样浸润，锥体乳头部或肾皮质部出现空洞，造影剂成团状与肾盏相通或位于肾盏外方实质内，随病情发展，可见肾盂破坏，肾盏颈部狭窄，或肾盏破坏空洞形成（图 10-17）。重症患者肾盏常不显影或显影延迟、淡薄，边缘不规则；此时，可作逆行尿路肾盂造影，能显示肾盂、肾盏变成一个大而不规则腔，波及全肾。

2. CT 扫描

患肾影外形缩小、变形，肾内可见大片状、团状钙化，致肾功能损害，重者出现肾自截；肾皮质菲薄，患肾内有不规则空洞或积脓，CT 值似水或略高。增强 CT 扫描，脓腔壁呈单个或多个（多房隔）聚集排列呈花瓣状强化，腔内容物不强化（图10-18），此征象对肾结核的诊断甚具特征。此外，对侧有肾积水，多系肾结核波及膀胱并累及对侧输尿管，并非对侧肾结核。患者有腰椎结核、肺结核、生殖系结核存在时，对本病诊断也有帮助。

图10-16　肾结核（自截肾）

X线平片：右肾盂积脓及团状钙化

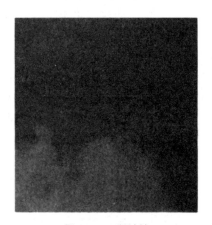

图10-17　肾结核

IVP: 右肾上肾盏颈部狭窄，远端有空洞脓肿形成

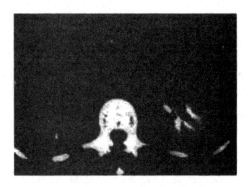

图10-18　肾结核

增强CT: 右肾显示多个类圆形呈花瓣样排列的低密度区，边界清楚，示结核空洞形成（▲）

3. MRI

（1）肾影外形萎缩、变小，内有大片低信号钙化区，肾功能损害。

（2）肾皮质菲薄。

（3）患肾内有不规则空洞肾积水，T_1WI像呈长T_1改变，T_2WI像呈长T_2改变（图10-19）。MRU可清楚显示肾内空洞（脓腔）。

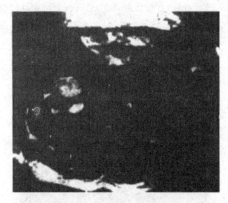

图 10-19 肾结核性脓肿

MRI：T₂WI 轴位，示右肾中部见一卵圆状高信号，周围见一低信号环，为脓肿壁（▲）

五、缺血性肾脏病

（一）概述

缺血性肾脏病，过去亦称为"血管性肾脏疾病"，是指肾动脉及其各级分支病变引起的肾脏疾病，所至高血压约占继发性高血压病的 3%。分为：①大血管病变：肾动脉狭窄及粥样硬化；②中血管病变：结节性多动脉炎；③小血管病变：良、恶性肾小动脉硬化（BANS，MANS）；④微血管病变：血栓性微血管病（HUS，TTP），急性胆固醇（结晶）栓塞（CE，CCE），硬皮病。

肾动脉粥样硬化其病理生理学改变主要有 3 种类型：①动脉纤维肌层病变，青年人多见；②动脉壁粥样硬化，老年人多见；③大动脉炎。共同的病变是引起肾动脉狭窄和肾脏缺血。纤维肌层病变较少引起肾动脉完全阻塞，且以单侧病变为主；动脉粥样硬化常可引起两侧。肾动脉完全性阻塞，肾功能受累，并引起其他动脉病变，主要是脑血管、冠状动脉、腮腺动脉和下肢动脉，并引起反复发作性肺水肿左心衰，缺血性肾脏病一般指此类动脉病变。

肾脏是高血压的靶器官，而高血压是肾血管病变的首要表现，蛋白尿较少，肾功能可呈进行性受累，高血压伴肾功能受累（主要是蛋白尿的出现）预示肾脏预后不佳；而肾衰竭则是心血管疾病病死率的高危因素，同时长期血压控制不佳易使肾脏向终末期肾衰竭（ESRD）发展。随着年龄的增加，高血压对靶器官损害的流行病学亦发生了改变，从早期心脏（左心室肥厚）致冠状动脉粥样斑块形成，发展到脑动脉粥样硬化，最后引起缺血性肾脏病。

1. 流行病学调查

肾动脉狭窄已成为 ESRD 很重要的原因。缺血性肾脏病主要是指肾动脉狭窄引起肾小球 GFR 下降，导致肾脏缺血。成人缺血性肾脏病主要原因是双侧肾动脉粥样硬化或独肾动脉粥样硬化。过去 5 年来缺血性肾脏病以每年 10% 的速度递增。尽管糖尿病、肾病是发达国家 ESRD 的主要病因，但缺血性肾脏病仍是 60 岁以上人群 ESRD 的首要病因，约占此年龄组 ESRD 的 37%，其 2 年病死率为 30%，5 年病死率为 60%，65 岁以上人群病死率为 20%。

因临床检查方法不同，动脉粥样硬化所致肾动脉狭窄发生率各家报道不一。美国 Anderson 报道不同的高血压患者肾动脉狭窄发生率仅为 5%。如果严格筛选高血压患者，此病的发生率大大提高。在一组 221 例尸检中（大于 50 岁），生前舒张压低于 13.3 kPa（100 mmHg）的肾动脉狭窄发生率为 22.5%，舒张压高于 13.3 kPa（100 mmHg）的肾动脉狭窄发生率高达 53%，同时肾动脉狭窄程度超过 50% 的发生率为 27%。Harding 报道 1 651 例冠状动脉狭窄伴肾动脉狭窄的发生率为 20% ~ 30%，同时下肢动脉狭窄的发生率更高达 50%。这些调查数据显示肾动脉粥样硬化与全身其他动脉硬化的密切关系。

肾动脉狭窄的进展也可反映在肾脏的体积上，在一组 122 例重复 CT 检查患者中，血压未良好控制但无肾动脉狭窄的患者随访 2 年肾脏仅缩小 1 cm 的占 5.5%，肾动脉狭窄程度低于 60% 和超过 60% 的患者 2 年后肾脏分别缩小 1 cm 占 11.7% 和 20.8%。

一组 1 235 例冠状动脉造影 + 肾动脉造影患者中，单侧肾动脉狭窄超过 50% 的占 11%，双侧狭窄占 4%，随访 4 年，无肾动脉狭窄组的生存率为 88%，肾动脉狭窄组的生存率为 67%（P = 0.000 1）。经统计分析，肾动脉粥样硬化伴狭窄是比充血性心力衰竭，射血分数的下降以及血肌酐升高更重要的决定生存预后的因素。

某医院 2001 年 7 月至 2002 年 8 月间 847 例在冠状动脉造影结束即刻行选择性双侧肾动脉造影患者，肾动脉狭窄总体发生率为 19%（161/847），明显狭窄（大于 50%）占 7.1%（60/847），双侧肾动脉明显狭窄发生率为 3.9%（33/847）；多因素分析显示肾动脉明显狭窄与年龄（大于 70 岁）、高血压、多支冠状动脉病变显著相关。并且认为在冠状动脉造影后即刻行选择性双侧肾动脉造影安全、可行，对准确发现肾动脉狭窄有重要意义（图 10-20 ～ 图 10-22）。

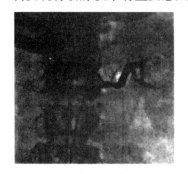 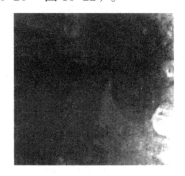 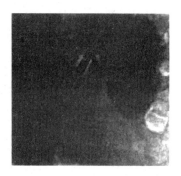

图 10-20　肾动脉狭窄　　　　　　　图 10-21　支架术后　　　　　　　图 10-22　再通

2. 临床表现

（1）原发性高血压的靶器官损害（眼底、心、肾、脑等）。

（2）有吸烟史 + 冠脉病变 + 下肢动脉炎 + 2 型 DM + 腹主动脉杂音。

（3）急性肾衰竭时血肌酐进行性上升，特别是在 ACEI 和利尿剂治疗以后。

（4）慢性肾衰竭（尿检异常较少 + 低血钾 + ACEI 治疗加重 + 单侧小肾脏）。

（5）在原先肾血管性高血压内科治疗的基础上肾功能呈进行性恶化。

（6）超过 50 岁不明原因的肾功能恶化，伴难治性高血压。左心室肥厚，左心室舒张期顺应性下降，充血性心力衰竭引起容量负荷过重，肺毛细血管压力增加，以致发生肺水肿。

（7）三联疗法（包括利尿剂）不起作用，伴有严重视网膜病变 + 反复发作性肺水肿。反复发作性急性肺水肿的发生与高血压程度和肾衰竭程度不成比例，而与冠状动脉狭窄程度成比例。

（8）高肾素 - 醛固酮血症所致持续低血钾，代谢性碱中毒。

（9）少量蛋白尿（小于 1 g/24 h），ACEI 治疗有效，血管成形术治疗有效。

（10）血管栓塞性疾病。

3. 诊断依据

诊断动脉粥样硬化所致肾动脉狭窄主要依靠辅助检查，单靠临床判断比较困难，以下几点可提供肾动脉狭窄依据。

（1）腹主动脉区域或腰部闻及血管杂音。

（2）常规两联降压疗法不起作用。

（3）肾功能突然恶化。

（4）转换酶抑制剂 ACEI 应用后，血压下降，血清肌酐进行性上升。

上述几项指标仅是推测，非特异性，事实上某些肾动脉狭窄患者不一定有高血压（Harding：47% 的肾动脉狭窄血压正常）；而血压正常患者行主动脉造影，约有 32% 发现肾动脉狭窄。

4. 辅助诊断

（1）肾动脉减数造影（DSA）：此方法是目前诊断肾动脉狭窄较准确、特异的方法，但并发症相对较多、创伤大，易诱发急性胆固醇结晶栓塞，且注射造影剂易引起急性肾衰竭。

（2）肾动脉核素灌注检查：是另一项较为常用的方法，其敏感性 90%，特异性 91% ～ 97%，但由于诸多放射性核素的标准不一样（如 DTPA、MAG3、对氨基马尿酸），以及肾衰竭时核素穿透能力下降限制了其临床上的使用。

（3）肾血管 Doppler 超声检查：是目前诊断肾动脉狭窄最常用的方法，它不仅能判断肾脏大小，而且能描述收缩期 / 舒张期血流速度，主动脉肾动脉压力比，阻力指数，肾血流加速度及加速指数，其敏感性和特异性可达 98%。缺点是因人而异，主观性较强，且不能判断肾小血管狭窄。

（4）肾血管磁共振（MRI）：敏感性 53% ~ 100%，特异性 33% ~ 97%，无创伤性，但不能判断远端肾小血管狭窄。

（5）肾血管螺旋 CT：其最大的优点是能诊断肾动脉前后端狭窄和梗阻，敏感性 92% ~ 100%，特异性 94% ~ 100%，且能诊断。肾远端小动脉狭窄。但该检查所需造影剂量较大，为 120 ~ 150 mL，对肾脏损害亦较大。

诊断缺血性肾脏病常用方法如表 10-3。

表 10-3 诊断缺血性肾脏病常用方法

方法	敏感性（%）	特异性（%）
静脉肾盂造影	75	86
核素检查	68 ~ 85	75 ~ 85
外周血肾素活性	50 ~ 80	84
卡托普利（开博通）试验	68 ~ 93	95
血管超声	90	90 ~ 95
螺旋 CT	90	95
血管 MRI	90 ~ 95	95
血管减数造影	100	100

综上所述，最理想的检查方法应是创伤小，患者能耐受，敏感性、特异性较强，费用小，且能同时判断肾脏大小形状以及判断肾动脉狭窄对肾功能的损害程度。目前尚无一项检查能同时满足上述要求，故因根据病情需要采用多种方法综合检查为佳。

（二）肾动脉狭窄

1. 概述

肾动脉狭窄（Renal artery stenosis）是指肾动脉及其主要分支由于本身病变或受外来压迫导致管腔部分闭塞。其可引起肾缺血，激活肾素 – 血管紧张素 – 醛固酮系统，抑制激肽释放酶 – 激肽 – 前列腺素系统，从而发生高血压。肾动脉狭窄性高血压占高血压患者总数的 4% ~ 10%，是外科手术可治愈的高血压之一，临床上如能早期诊断并合理治疗可提高手术有效率。

2. 临床诊断

（1）病因

①肾动脉本身病变：a. 大动脉炎累及肾动脉：是我国青年（尤其是女青年）发生肾动脉狭窄最多见病因。在国外则少见。b. 肾动脉内膜粥样硬化：常累及肾动脉近端 2 ~ 3 cm 处，多发生于 50 岁以上的患者。c. 肾动脉纤维肌性发育不良：包括动脉内膜、中层和外膜下纤维肌性增生，以中层受累最常见。右侧肾动脉病变较左侧多见（约占 2/3），一般在血管中远段；约 1/4 是双侧性病变。d. 其他：较少见的病因有先天性肾动脉异常、肾动脉瘤、肾动脉栓塞或血栓形成、肾动静脉内瘘等。

②肾动脉受压迫：可由腹主动脉瘤、肿瘤（特别是嗜铬细胞瘤）、囊肿、血肿、主动脉旁淋巴结炎和肾动脉周围组织慢性炎症等引起。

（2）临床表现

①高血压：与原发性高血压相比，肾动脉狭窄导致高血压病程短，起病常在 30 岁以下或 50 岁以上，较少有高血压家族史，眼底病变更严重，较少肥胖者。约一半患者表现为恶性高血压，特点：a. 起病急，首发症状可为突然发生癫痫样大发作、昏迷、急性心衰、失明、严重头晕头痛、恶心呕吐、脑血管意外、大量鼻出血甚至发生休克。b. 进展快：发病数年即出现肾功能不全；一侧或双侧视力在数周内发生严

重减退以至失明。c. 病情重：为严重高血压，以舒张压升高更为显著[16.0 kPa（≥ 120 mmHg）]，可出现高血压的严重并发症。一般降压药治疗效果不佳。

②腹部或腰部杂音：约一半患者在上腹正中偏外或在肾区可闻及收缩期杂音，但此杂音也可见于约70%的原发性高血压患者。如能听到离腹部中线较远的左右侧局限性杂音，杂音高调，持续时间长（可延长至舒张期），对诊断本病有重要意义。

③蛋白尿：严重者可呈肾病综合征，表现为大量蛋白尿、低清蛋白血症、严重水肿和高脂血症。

④肾功能减退：有些肾动脉粥样硬化患者的首发症状为肾功能减退，表现为血肌酐、尿素氮升高。

⑤其他动脉狭窄症状：大动脉炎或动脉粥样硬化可累及肾外动脉引起相应的临床症状。颈动脉狭窄时，可发生脑供血不足、脑血栓形成及白内障；冠状动脉狭窄时，引起心肌供血不足，可有心绞痛发作；肺动脉狭窄则引起肺动脉高压，可有咯血；腹部动脉梗阻常引起脏器供血不足，发生餐后腹痛；肢体动脉狭窄则造成患肢无脉症或测不出血压。

⑥低血钾：少数患者发生，可低至 2.4 mmol/L，引起肌麻痹或心律失常，心电图示 Q-T 间期延长，血尿醛固酮增高。

⑦红细胞增多：偶见，可能是由于肾动脉缺血使肾脏产生促红细胞生成素增加。

3. 检验诊断

（1）筛选检查

①快速连续静脉肾盂造影。曾经是最常用的筛选试验，与一般静脉肾盂造影的不同之处在于：a. 要求造影剂浓度高而量大。b. 快速静脉注射，尽可能在 30 s 内注射完毕。c. 腹部输尿管部位不加压。d. 注射完后 1 ～ 5 min 内每分钟摄片，以后 10 min、15 min、30 min 各摄 1 次。

提示肾动脉狭窄的 4 个主要征象：①患肾长径较健侧短 1.5 cm 以上；②患肾由于肾小球滤过率降低而显影延迟；③肾小管内水分再吸收增加，造影剂在肾盂肾盏内保持时间长而浓；④肾门内侧花圈样钙化环（提示为肾动脉瘤）；⑤肾盂肾盏可较细小，当肾动脉分支狭窄阻塞时，部分肾脏可显著萎缩，此处肾盏缩小变形；⑥肾盂或输尿管因侧支循环引起波浪状压迹。在造影前开始禁水和以后利尿洗脱试验（在第 8 min 快速滴注盐水或甘露醇或外加静脉注射呋塞米）可帮助诊断，前者可使造影剂更浓；后者可增加双侧肾对水再吸收的差别，有利于显示造影剂浓度的差异。约 10% 原发性高血压也可有上述征象中 1 项（假阳性）。一般认为本法诊断肾动脉狭窄的阳性率为 70% ～ 80%，假阴性率为 15% ～ 5%。对单侧肾动脉狭窄的诊断更有帮助。

②放射性核素肾图：亦是一种非损伤性筛查方法，但效果不如快速静脉肾盂造影。近年来卡托普利（Captopril）口服前后作动态肾显影，大大提高了诊断的敏感性和特异性。^{99m}Tc（锝）标记的二乙三胺五醋酸（^{99m}Tc- DTPA）静脉注射后，95% 由肾小球滤过，肾小管不吸收，可直接反映肾小球滤过功能，患肾摄取核素减少，峰值低于对侧，峰时延长，排泄缓慢，肾影缩小或不显影，服用 Captopril 后显影功能更加降低。据报道，其检测肾血管病变的敏感性达 97%。在伴有肾衰竭、肾病时此试验的特异性低。此外，在试验前患者须停用利尿剂和肾素系统抑制剂 3 ～ 5 d。

联合使用上述两种方法可增加诊断敏感性。

③周围血浆肾素测定：部分肾动脉狭窄患着肾素水平正常，而约 15% 原发性高血压患者的肾素水平升高，故周围血浆肾素测定的临床诊断价值不大。

④肌丙抗增压素（saralasin）试验：该药系血管紧张素Ⅱ的竞争性抑制剂，静脉注射于肾动脉狭窄患者，可降低其血压和增加血浆肾素活性。但其敏感性仅 63%，特异性仅 85%，作为筛选试验意义不大。

⑤卡托普利（巯甲丙脯酸）试验：系血管紧张素转换酶抑制剂，肾动脉狭窄患者口服卡托普利 25 ～ 50 mg 1 h 后，血压降低，血管紧张素活性升高。曾被认为是一个有用的筛选试验，服药后肾素升高，有高度的敏感性和特异性。此试验的缺点是在有轻度肾功能减退的患者，它的准确性受影响，而在试验前两周，要停用一切降压药。

⑥数字减影血管造影（DSA）：原理是应用数字式视频影像学处理器，在一张血管造影片中，减去一张尿路平片的骨骼、软组织等阴影，由于清除了其他组织阴影，只剩下唯一的血管图像，故称为数字

减影血管造影。静脉法 DSA 操作简便、并发症少，患者所受痛苦少，检查时间短，使用通常剂量造影剂便可见到主动脉和肾动脉分支，但有时肾内小动脉显示不甚清楚。动脉内 DSA 显影较静脉法好，所用造影剂较常规肾动脉造影少得多，轻至中度肾功能不全血症亦可作，诊断准确性在 90% 以上，可与常规肾动脉造影相媲美。但仍为损伤性检查，且相对价格昂贵。

⑦双倍多普勒超声图：是较经济的诊断方法，可用于任何肾功能水平的患者。但影响其准确性的因素很多；如所用仪器、操作者经验、患者是否肥胖、肠道胀气、所用参数及其正常值的设定等，且对末段肾动脉及其分支显影不良，因此不同医疗中心报道此方法的敏感性及特异性差别很大。

⑧磁共振成像（MRI）：测出肾动脉内血流情况，显示与肾动脉造影相仿的影像，优点是非损伤性、无放射性、不需注入含碘造影剂，可估计肾脏大小及外形，还可加入卡托普利以检测肾素血管紧张素系统功能和估计肾脏灌注情况。目前此方法尚未作常规应用，三维影像术可能在将来会成为一种标准筛选方法。

⑨螺旋性计算机断层造影：新近报道它与肾动脉造影一样能准确检出肾血管狭窄或阻塞。可从多平面视角揭示肾动脉壁及管腔改变，从而对肾动脉及其阻塞性病损提供形态学估计（包括狭窄部位、程度及性质）。缺点是所需造影剂量较动脉造影更大，对肥胖和心排血量低者检测效果差。

（2）确诊检查

①肾动脉造影：多采用股动脉–腹主动脉导管法造影，是检查肾动脉及其分支有无狭窄病变的"金标准"，不仅对狭窄部位、范围、程度能获得直接观察，有时还可对动脉病变性质做出一定判断，从而有助于手术方案的确定和对预后的估计。大动脉炎多侵犯肾动脉连接主动脉的开口处，动脉粥样硬化主要侵犯肾动脉近主动脉端，纤维肌性发育异常多侵犯肾动脉的中段或远端，有时可扩展至肾动脉主要分支，病损常呈长的念珠状。如发现单一局灶性病损而其狭窄超过 50%，或虽狭窄低于 50%，但为多发性局灶性病损，提示手术治疗效果好。肾动脉造影可发生急性肾衰竭、出血及血栓形成等并发症，死亡率约为万分之三。在造影前后 24 h 控制舒张压在 13.3 kPa（100 mmHg）以下，严格掌握造影剂剂量，造影后立即补液及碱化尿液，可减少本检查的毒副作用。

②双侧肾静脉肾素比率试验：本法对于预测疗效为较可靠的指标。病/健侧肾静脉肾素比值不小于 2.0 者，术后 93% 病例血压恢复正常；比值在 1.5 ~ 1.9 者，73% 患者术后恢复正常血压。如果在试验前一日予低盐饮食（1.5 g/d），并于晚上予呋塞米 1 mg/kg，以造成轻度低血容量状态，则试验结果会更精确。

4. 鉴别诊断

（1）原发性高血压：高肾素型原发性高血压应与本病鉴别。可以结合发病年龄和眼底变化，有无腰腹部血管杂音，对一般降压药及血管紧张素转换酶抑制剂的敏感性做出诊断，必要时进行筛选检查甚至肾动脉造影。

（2）肾素瘤：表现为低血钾性高血压，大多为球旁细胞瘤，少数为肾透明细胞癌、肾胚胎瘤等，根据原发疾病的症状及肾脏 B 超、CT 等检查可确诊。

（3）原发性醛固酮增多症：最常见的是肾上腺皮质腺瘤，较少为双侧肾上腺皮质增生，罕为 ACTH 依赖型原醛。患者出现低肾素高醛固酮症，引起低血钾性高血压，肌丙抗增压素或卡托普利试验阴性，肾上腺 ^{131}I（碘）–19–碘化胆固醇扫描、CT 及 B 超检查可发现肿瘤或增生。

（4）Liddle 综合征（遗传性假性醛固酮增多症）：因细胞膜离子转运异常，远端肾小管对 Na^+ 重吸收显著增加，血管平滑肌、红细胞及其他细胞内 Na^+ 也增多，故引起血容量增高，血管壁水肿，管腔变小，弹性降低，周围血管阻力增高，内皮素分泌增多，抑制了细胞 Na^+–K^+–ATP 酶，引起高血压、低血钾、碱中毒、低肾素和低醛固酮症。氨苯蝶啶对本病有特效的降压升血钾作用。

（三）肾静脉血栓形成

1. 概述

肾静脉血栓形成（renal vein thrombosis，RVT）是指肾静脉主干或其分支内发生血栓，引起一系列病理改变和临床表现。RVT 可发生于单侧或双侧肾脏，与肾病综合征关系密切。目前已公认肾静脉血栓形成是肾病综合征的后果而不是原因，证据是：①实验引起的 RVT 仅产生轻度蛋白尿，肾组织病理检查未发现类似膜性肾病的改变；②外科手术及尸解发现的 RVT，很少有肾病综合征的表现；③肾病综合征患者第一次肾静脉造影阴性，一段时间后再造影却发现 RVT，表明 RVT 发生于肾病综合征后。

2. 临床诊断

（1）病因：肾静脉血栓形成常与血液高凝状态、肾血流障碍及外伤致肾静脉管壁损伤有关。

①肾病综合征（NS）：呈 NS 表现的各种病理类型肾小球疾病均可发生肾静脉血栓，以膜性肾病发生率最高。NS 患者体内大量蛋白质从尿中丢失，肝脏代偿性合成蛋白质及脂质增多，引起凝血、纤维溶解系统成分改变及血小板功能紊乱；低蛋白血症引起血浆胶体渗透压降低，血管内水分外移及高脂血症，使血液黏度增加；免疫功能紊乱，T、B 淋巴细胞功能失调，免疫复合物增加，可造成血管内膜损伤及血小板在局部聚集黏附并释放活性物质，从而启动内源性凝血系统；NS 治疗中长期大量使用糖皮质激素，促进血小板生成，可加重血液高凝；持续用强利尿剂脱水，血容量减少，也加重血液高凝状态。

②肾静脉或下腔静脉梗阻或损伤：腹主动脉周围淋巴结肿大、肾或后腹膜肿瘤、血肿、外伤、妊娠子宫压迫肾静脉；下腔静脉或肾静脉受肿瘤浸润或损伤。

③循环不良、静脉瘀血：缩窄性心包炎、慢性心力衰竭及长期卧床也可引起本病。

④系统性红斑狼疮（SLE）或抗磷脂抗体综合征：常引起 RVT。SLE 患者中以膜性狼疮性肾炎即世界卫生组织（WHO）V 型最多发 RVT。一般认为，SLE 发生 RVT 的危险因素以肾病综合征为首位，血栓性静脉炎和循环中抗凝物质（如抗心磷脂抗体）的存在亦有一定影响。

（2）临床表现：视血栓形成的速度、被堵塞静脉的大小及血流阻断的程度，临床表现可分为两型。

①急性完全型：多见于婴幼儿和青年，血栓多位于肾静脉主干，有时可完全堵塞。起病急骤，侧支循环尚未建立，表现为发热、恶心呕吐、剧烈腰痛，甚至为绞痛、脊肋角叩痛；肉眼血尿，尿蛋白骤增；肾小球滤过率下降，双侧或孤立肾急性 RVT 可发生尿闭及急性肾衰竭。

②慢性不全型：多见于成人，因血栓形成逐渐发生，已建立侧支循环，故症状较隐匿。表现为肾区胀痛、血尿、蛋白尿、无菌性白细胞尿；肾小管功能障碍，出现肾性糖尿和（或）肾小管酸中毒，甚至范可尼综合征。体检时可触及肿大的肾脏。

同时伴下腔静脉血栓者，可见腹壁及下肢静脉的侧支循环。静脉血栓破裂、脱落可引起肺动脉栓塞，出现咳嗽、胸痛、咯血、呼吸困难，严重者猝死。

3. 检验诊断

（1）常规检查。

①血常规：白细胞增多。

②尿常规：血尿，尿蛋白增高，尿糖阳性。

（2）肾功能：血清尿素氮、肌酐升高，内生肌酐清除率下降。

（3）影像学检查。

①B 超、多普勒超声、计算机 X 线照影术（CT）、磁共振成像（MRI）、放射性核素肾扫描等非创伤性检查对肾静脉主干血栓诊断意义大，典型征象为扩大的肾静脉内显示低密度血栓，肾周围静脉呈现蛛网状侧支循环；而对肾静脉分支血栓诊断价值不大。

②静脉肾盂造影（IVP）：患肾增大，显影延迟，肾盏因水肿而变长。肾静脉阻塞程度严重时，肾脏可萎缩、肾影缩小。慢性 RVT 偶见输尿管近端存在侧支循环压迹。

③选择性肾静脉造影：常用的是经皮股静脉穿刺选择性肾静脉造影，可明确肾静脉血栓的存在部位、栓塞程度及侧支循环形成情况，是诊断 RVT 最可靠的方法。造影表现为血管性充盈缺损或静脉分支部显影，即可确诊。此检查可能造成某些严重并发症，如使肾静脉血栓脱落引起肺栓塞。造影剂致肾小管坏死引起急性肾衰竭等。数字减影血管造影（DSA）较安全，近年来逐渐广泛开展。

4. 鉴别诊断

肾静脉血栓形成应与急性肾动脉阻塞以及肾脏实质性疾病引起蛋白尿、血尿、急性肾衰竭相鉴别。临床上存在高凝状态、各种肾脏疾病尤其肾病综合征、妊娠者，如出现下列情况应高度怀疑 RVT：①出现肺栓塞症状；②突发腰胁痛，肾区叩痛明显；③腹壁静脉扩张；④出现难以解释的血尿及尿蛋白骤增；⑤肾功能急剧减退伴肾脏体积增大。确诊有赖于选择性肾静脉造影。

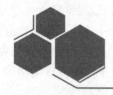

第十一章　乳腺疾病

第一节　CT 检查和影像表现

一、CT 检查

乳腺 CT 检查在临床上并不常用，但 CT 具有高密度分辨率，并可进行轴位扫描，对病灶的空间定位更准确。CT 常采用增强扫描，以助发现小乳腺病变并进行良恶性肿瘤的鉴别。CT 动态增强扫描还可了解肿块的血供情况。与钼靶 X 线相比，CT 的优势主要表现在：①更清楚地显示肿块的内部和周围情况；②有助于了解腋窝、乳内淋巴和肺内转移情况，从而进行准确的术前分期；③对不宜行钼靶 X 线检查者（如小乳腺）或病变部位特殊（如乳腺后区、腋根部）而 X 线检查难以发现者，CT 检查具有一定优势。

二、正常 CT 表现

CT 平扫可清晰显示乳腺的皮肤、乳头、皮下脂肪、导管和腺体组织、乳腺后间隙及乳腺悬韧带。皮肤厚 1 ~ 2 mm，为均匀一致、呈规则的弧线条状影，在乳晕处略有增厚。乳头大小因人而异，可向上轻度突起、平坦或内凹。皮下脂肪位于腺体和皮肤之间，而乳腺内脂肪常呈蜂窝状分布，CT 值约 50 HU。乳腺内导管是以乳头为中心向周围发散，呈扇形分布，位于皮下脂肪层与乳腺后间隙之间，呈软组织样密度，CT 值 10 ~ 20 HU。乳腺后间隙由脂肪和疏松的结缔组织构成，是浅筋膜的浅层纤维与乳腺腺体之间的纤维囊带，相互呈网状连结，在 CT 上为曲线形或条索状阴影从乳腺腺体通过皮下脂肪层与皮肤相连。注射对比剂后，乳腺内各种正常组织可轻度增强，但增强的程度常不一致。

第二节　常见疾病 CT 表现

一、乳腺纤维腺瘤

CT 对纤维腺瘤的检出及诊断能力要优于钼靶片。CT 具有较高的密度分辨力，且系体层成像，因而能发现一些被致密腺体遮蔽的纤维腺瘤。CT 平扫表现为类圆形或分叶状肿块，轮廓整齐，并可清晰显示肿块内的钙化，肿块密度一般为 15 ~ 20 HU。CT 增强扫描，纤维腺瘤一般仅有轻度、均匀强化，强化后 CT 值的增加不超过 25 HU。但少数血运较丰富的纤维腺瘤亦可有较明显的强化，强化后 CT 值超过 25 HU。

二、乳腺增生性疾病

CT平扫上增生组织呈片状或结节状多发致密影，密度略高于周围腺体，在增厚的组织中可见条索状低密度影，当有囊肿形成时，可显示为椭圆形水样密度区，密度均匀，无强化。

三、乳腺癌

CT扫描不是早期乳腺癌应选择的影像检查方法，但对显示晚期乳腺癌的病变范围以及检出复发病变有临床意义（图11-1）。

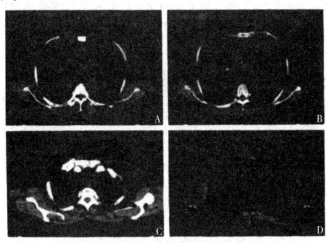

图11-1 乳腺浸润性导管癌CT表现

A、B. CT平扫显示右侧乳腺可见不规则肿块，边界不清，边缘有毛刺。右乳皮肤弥漫增厚，乳头凹陷，形成"漏斗征"，胸大肌前脂肪组织呈网状改变；C. 同侧腋窝伴有肿大淋巴结；D. CT扫描骨窗同时发现胸骨、多个胸椎、肋骨多发骨质破坏

（一）直接征象

肿物：CT扫描显示肿物的表现与X线相仿，在显示靠近胸壁的肿物较X线片优越，CT增强扫描后不但可以检出隐性或细小的乳腺癌，还可以鉴别肿块的良性与恶性。乳腺癌组织的摄碘能力明显比正常乳腺组织的高，且乳腺癌的血供情况较良性肿瘤丰富，因此乳腺癌增强后大多表现为较良性肿瘤更快速和更明显强化。但是CT扫描的放射线辐射量大，增强动态扫描更是如此，应尽量采用其他影像检查方法。

钙化：微小钙化在乳腺癌诊断中占有重要地位，CT虽有较高的密度分辨力，但由于电压高、穿透力强，且部分受容积效应的影响，常无法显示微小钙化，或仅表现为一局部高密度区。

（二）间接征象

当乳腺癌对乳头表面皮肤有浸润时，可导致乳头内陷或局部皮肤增厚，密度增高，并向肿瘤方向回缩。CT显示皮肤增厚，皮下组织或胸大肌前脂肪组织网状改变，胸肌受侵，乳头、乳晕改变及大导管增厚较X线片优越。

（三）淋巴结转移

乳腺癌侵及胸壁肌肉时，乳腺后间隙消失。有淋巴结转移时，在腋窝部及胸骨旁可见到肿大的淋巴结。CT扫描显示各个水平的腋淋巴结及内乳淋巴结转移优于X线片及超声成像。

（四）鉴别诊断

乳腺癌常常需要与乳腺纤维腺瘤进行鉴别。乳腺纤维腺瘤的CT平扫表现为肿块呈圆形或卵圆形，轮廓整齐，边缘光滑，密度一般较淡，部分瘤内可见钙化。但肿瘤发生于致密型乳腺内时，密度与腺体组织近似，CT平扫常常漏诊。CT增强扫描，纤维腺瘤一般呈轻、中度均匀强化，强化后CT值增高30～40 HU，但少数血运较丰富的纤维腺瘤亦可呈明显强化。而乳腺癌的肿块常常形态不规则，边界不清，边缘有毛刺，增强扫描常有明显强化，表现为"快进快出"，CT值常增高50 HU以上。

参考文献

［1］丁世斌，司永仁，吴威. 肝癌诊疗影像学图谱［M］. 沈阳：辽宁科学技术出版社，2015.

［2］丁义涛. 现代肝脏外科技术精要［M］. 南京：江苏凤凰科学技术出版社，2016.

［3］郭启勇. 消化系统影像学诊断手册［M］. 南京：江苏凤凰科学技术出版社，2015.

［4］孙元杰，邹惠静，赵明. 医学影像学［M］. 长春：吉林大学出版社，2015.

［5］全冠民，李彩英，袁涛. 全身X线诊断必读［M］. 北京：人民军医出版社，2016.

［6］柳治. 医学影像诊断学［M］. 北京：科学技术文献出版社，2015.

［7］李荣聪，王淑亚. 医学影像检查技术［M］. 镇江：江苏大学出版社，2016.

［8］史景云，费苛，孙鹏飞. 胸部影像学［M］. 上海：上海科学技术出版社，2015.

［9］仇俊华. 医学影像学临床见习指导［M］. 北京：科学出版社，2016.

［10］王昌惠，范理宏. 呼吸介入诊疗新进展［M］. 上海：上海科学技术出版社，2015.

［11］陆云升. 医学影像诊断基础［M］. 北京：人民卫生出版社，2016.

［12］周纯武，赵心明. 肿瘤能谱CT诊断学［M］. 北京：人民卫生出版社，2016.

［13］朱建民，许永华，杨利霞. 医学影像设备临床试验实践［M］. 上海：上海科学技术出版社，2016.

［14］邓世勇，薛敏娜. MRI检查与诊断技术［M］. 北京：人民卫生出版社，2015.

［15］吕国义，彭俊红，王翔. 临床影像诊断必备丛书X线读片指南［M］. 北京：北京大学医学出版社，2016.

［16］赵云，任伯绪. 医学影像解剖学［M］. 北京：科学出版社，2015.

［17］孟悛非. 医学影像学［M］. 北京：高等教育出版社，2016.

［18］黄道中，邓又斌. 超声诊断指南［M］. 北京：北京大学医学出版社，2016.

［19］魏书恒，吕文静. 现代医学影像学［M］. 北京：科学技术文献出版社，2015.

［20］黄霞. 医学影像技术［M］. 北京：人民卫生出版社，2016.

［21］唐陶富，廖伟雄，罗天蔚. X线检查与诊断技术［M］. 北京：人民卫生出版社，2015.

［22］刘同学. 临床医学影像学［M］. 长春：吉林科学技术出版社，2015.

［23］程志伟，胡亚飞. 实用医学影像学诊断［M］. 长春：吉林大学出版社，2016.

［24］张龙江，卢光明. CT血管成像诊断手册［M］. 北京：人民军医出版社，2015.

［25］余建明，曾勇明. 医学影像检查技术学［M］. 北京：人民卫生出版社，2016.